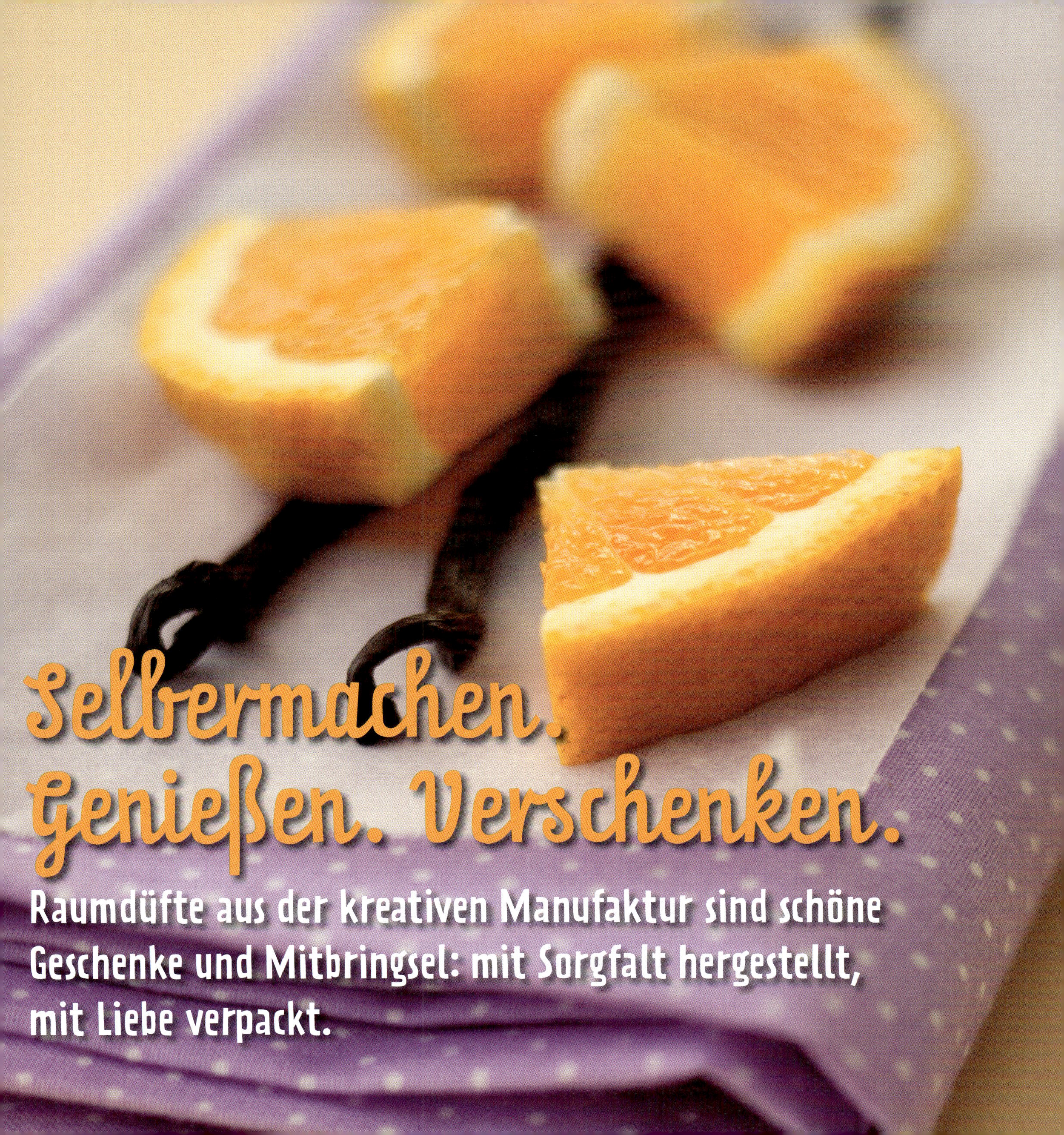
Selbermachen.
Genießen. Verschenken.
Raumdüfte aus der kreativen Manufaktur sind schöne Geschenke und Mitbringsel: mit Sorgfalt hergestellt, mit Liebe verpackt.

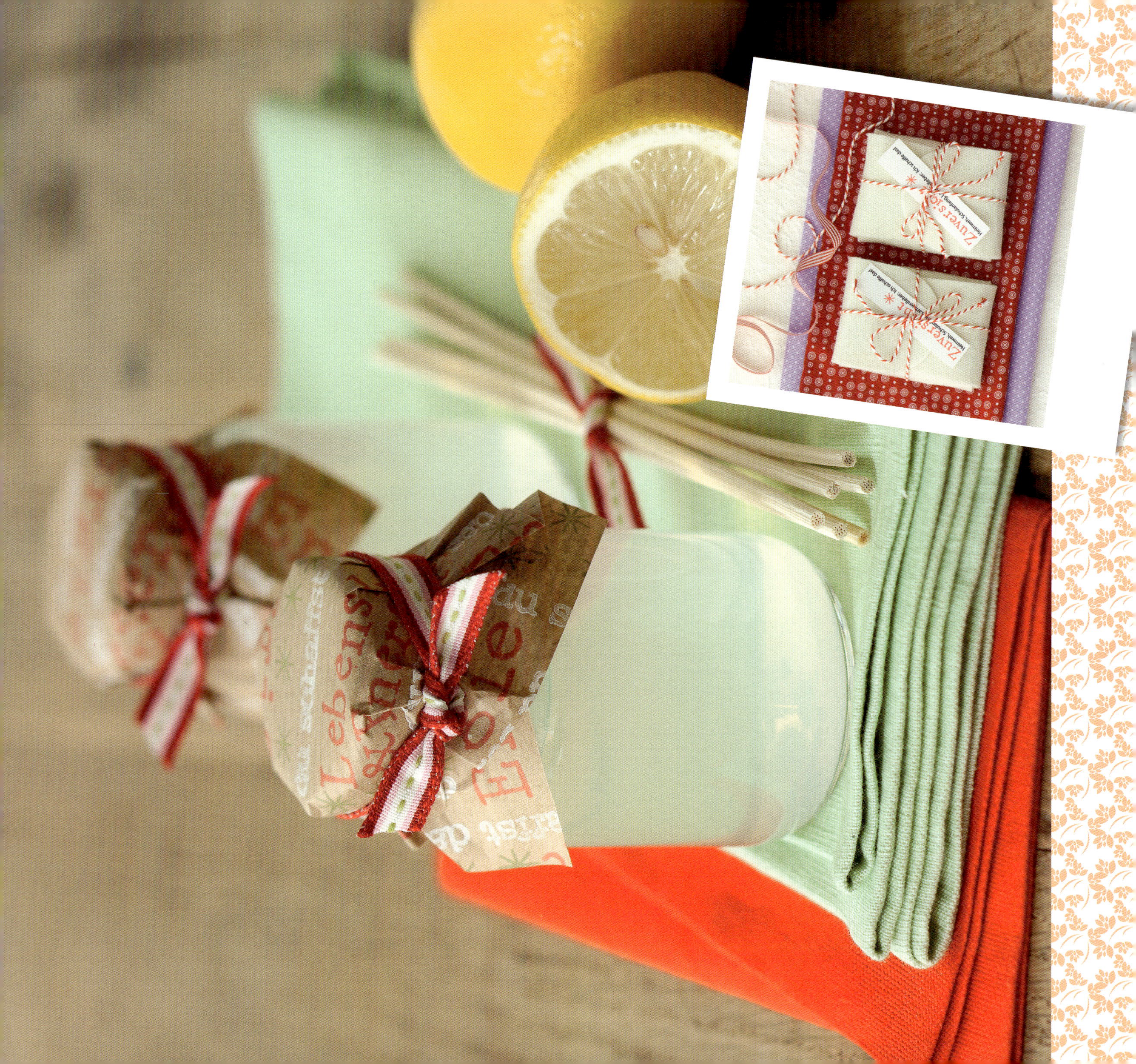

Waltraud Reischer • Miriam Dornemann

WOHLFÜHLEN MIT RAUMDÜFTEN

Duftmischungen selbst herstellen

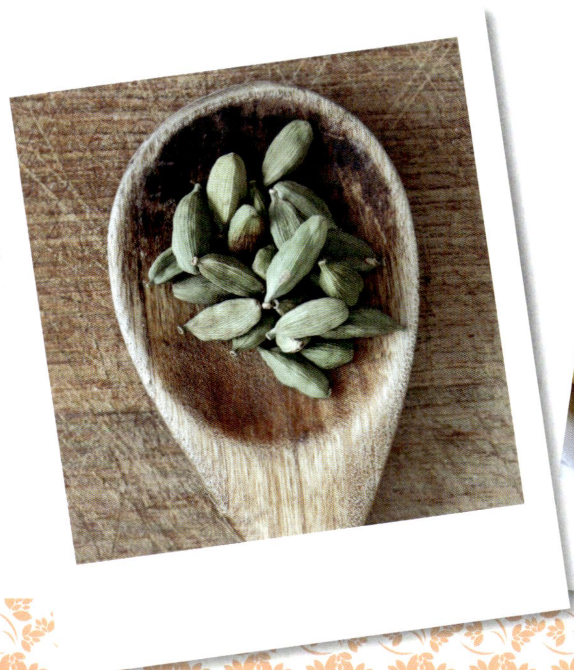

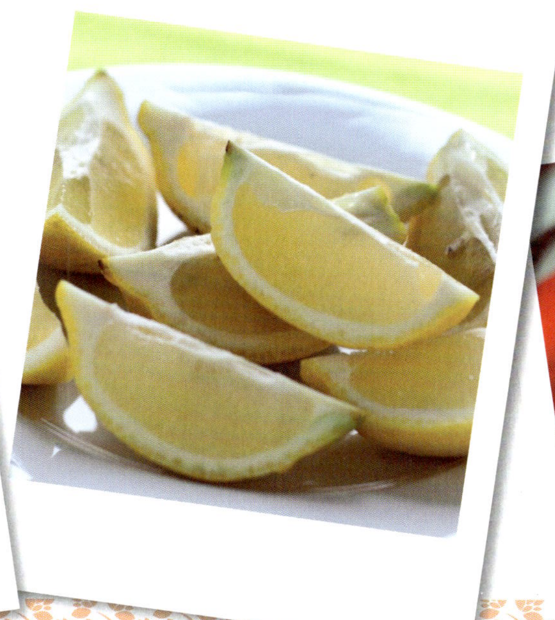

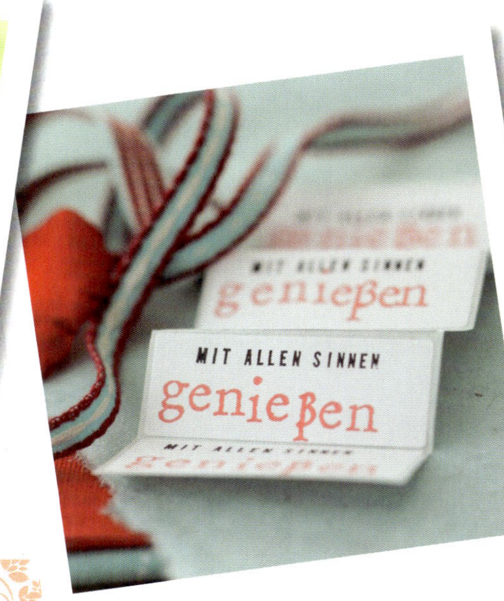

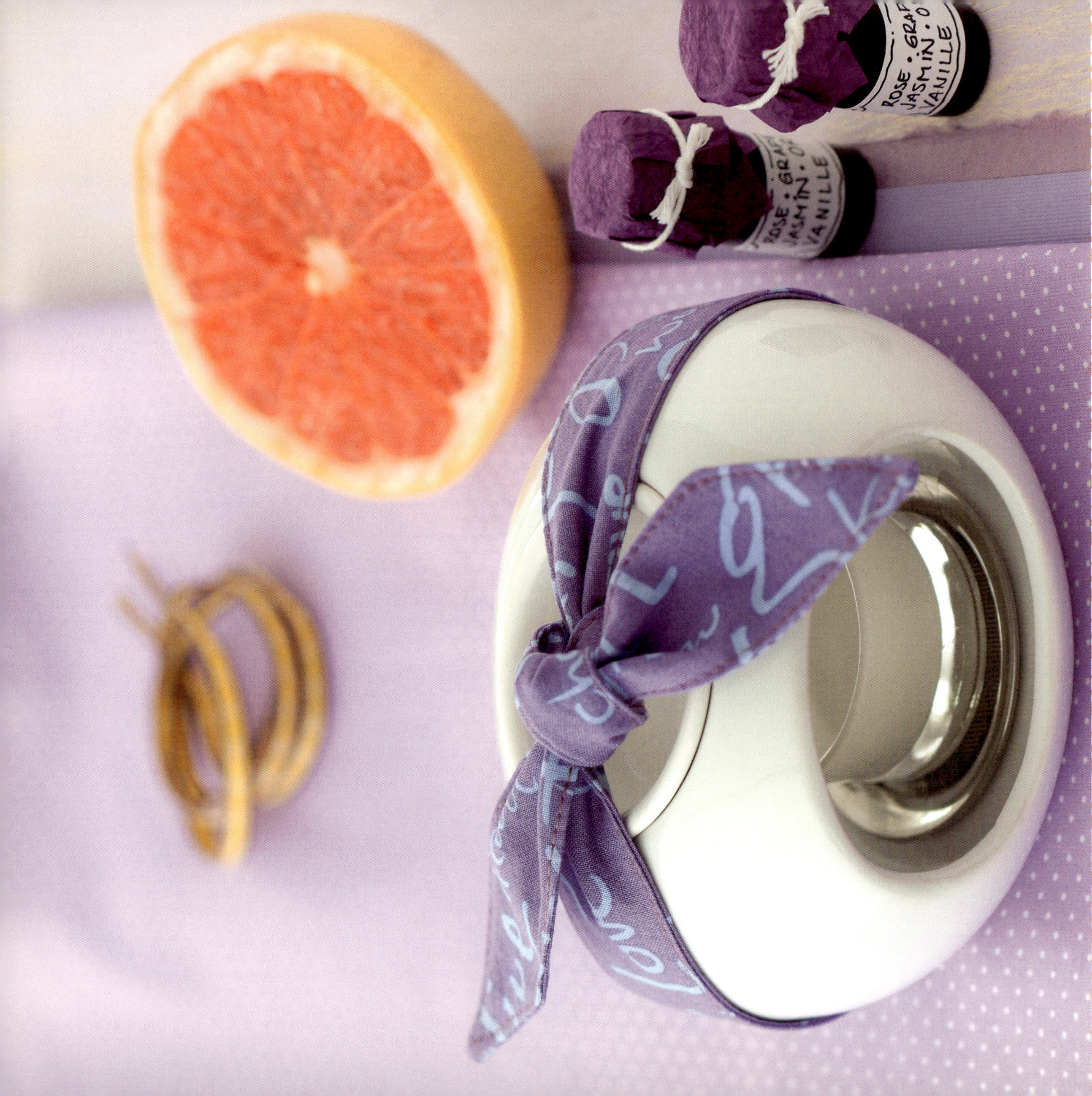
ROSE
JASMIN
VANILLE
ROSE
JASMIN
VANILLE

Inhalt

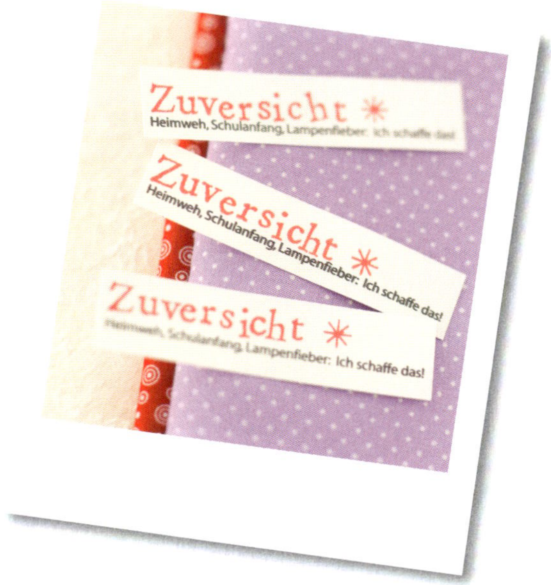

Zuversicht *
Heimweh, Schulanfang, Lampenfieber: Ich schaffe das!
Zuversicht *
Heimweh, Schulanfang, Lampenfieber: Ich schaffe das!
Zuversicht *
Heimweh, Schulanfang, Lampenfieber: Ich schaffe das!

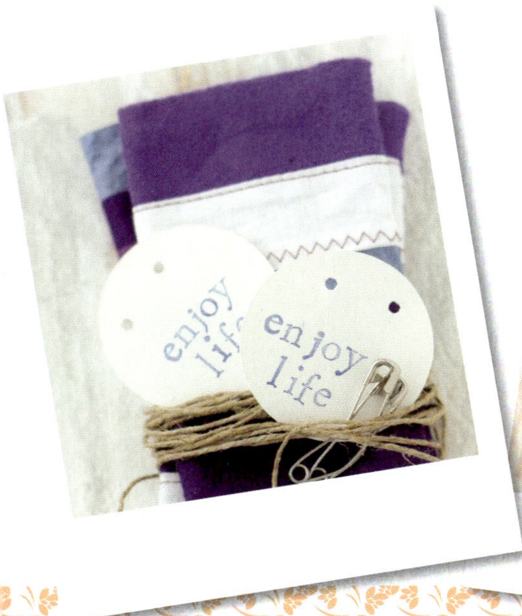

enjoy life
enjoy life

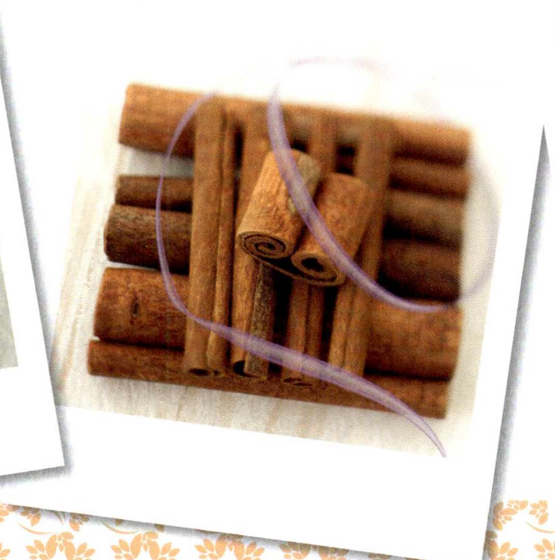

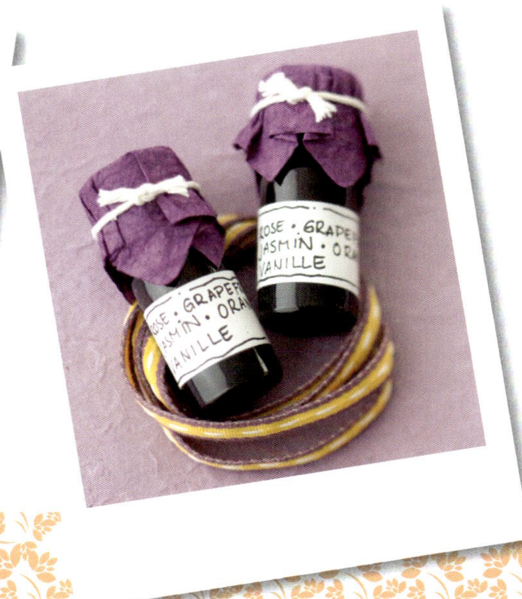

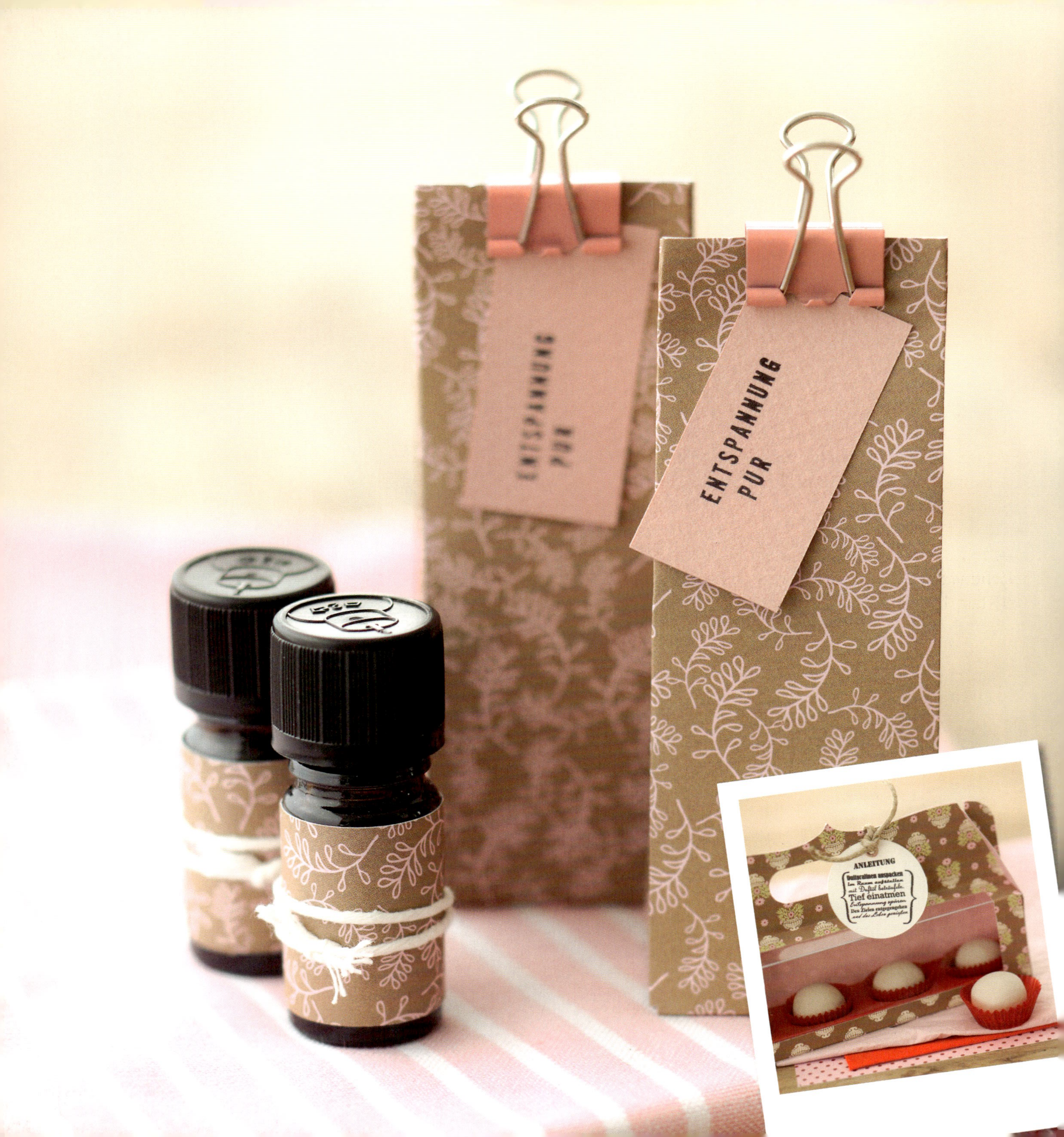
ENTSPANNUNG
PUR
ENTSPANNUNG
PUR
ANLEITUNG
Tief einatmen

Magie der Düfte

Düfte wecken Emotionen und rufen Erinnerungen wach: Der Duft von Lavendel beispielsweise erinnert uns an den Urlaub in Südfrankreich. Düfte und Gerüche können aber auch unabhängig von Erinnerungen unsere Stimmungen und Gefühle positiv beeinflussen.

Duftmischungen aus ätherischen Ölen lassen sich hervorragend dafür einsetzen, unser Wohlbefinden zu steigern. Wenn sich die Ereignisse überschlagen oder die tägliche Routine an den Nerven zerrt, dann tut eine entspannende Duftmischung gut.

Fehlt es dagegen an Energie, um neue Wege zu gehen, Pläne umzusetzen oder nur die nächsten Schritte zu tun, dann kann eine vitalisierende Duftmischung mit Grapefruit und Zitrone helfen, zu neuem Schwung zu finden. Und last but not least verschönern sinnliche Duftmischungen, z. B. mit Rose und Jasmin, Momente zu zweit.

Duftmischungen für die Raumbeduftung eignen sich wunderbar als individuelle Geschenke, die auch Ihren Freunden und Ihrem Partner Freude bereiten werden. Für jede Duftmischung erhalten Sie gleich die passende Verpackungsidee. So verschenken Sie nicht nur Balsam für die Seele, sondern auch einen kleinen Augenschmaus, der stets die Botschaft trägt: „Für dich mit Liebe gemacht!"

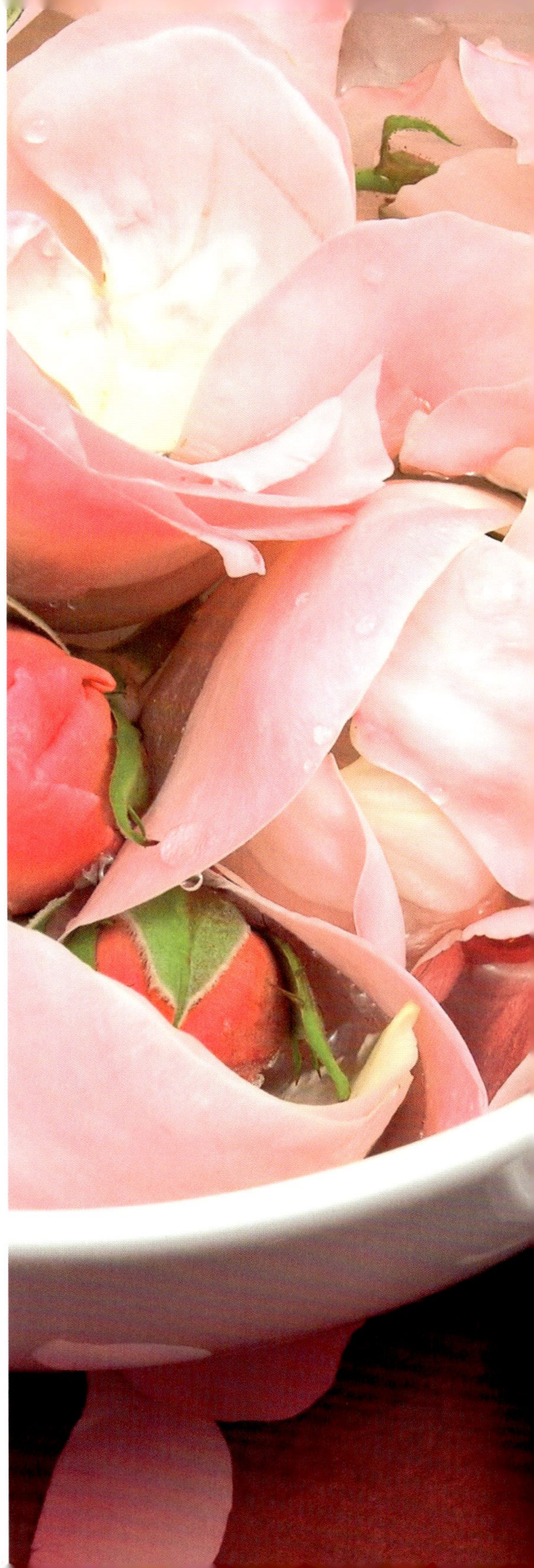

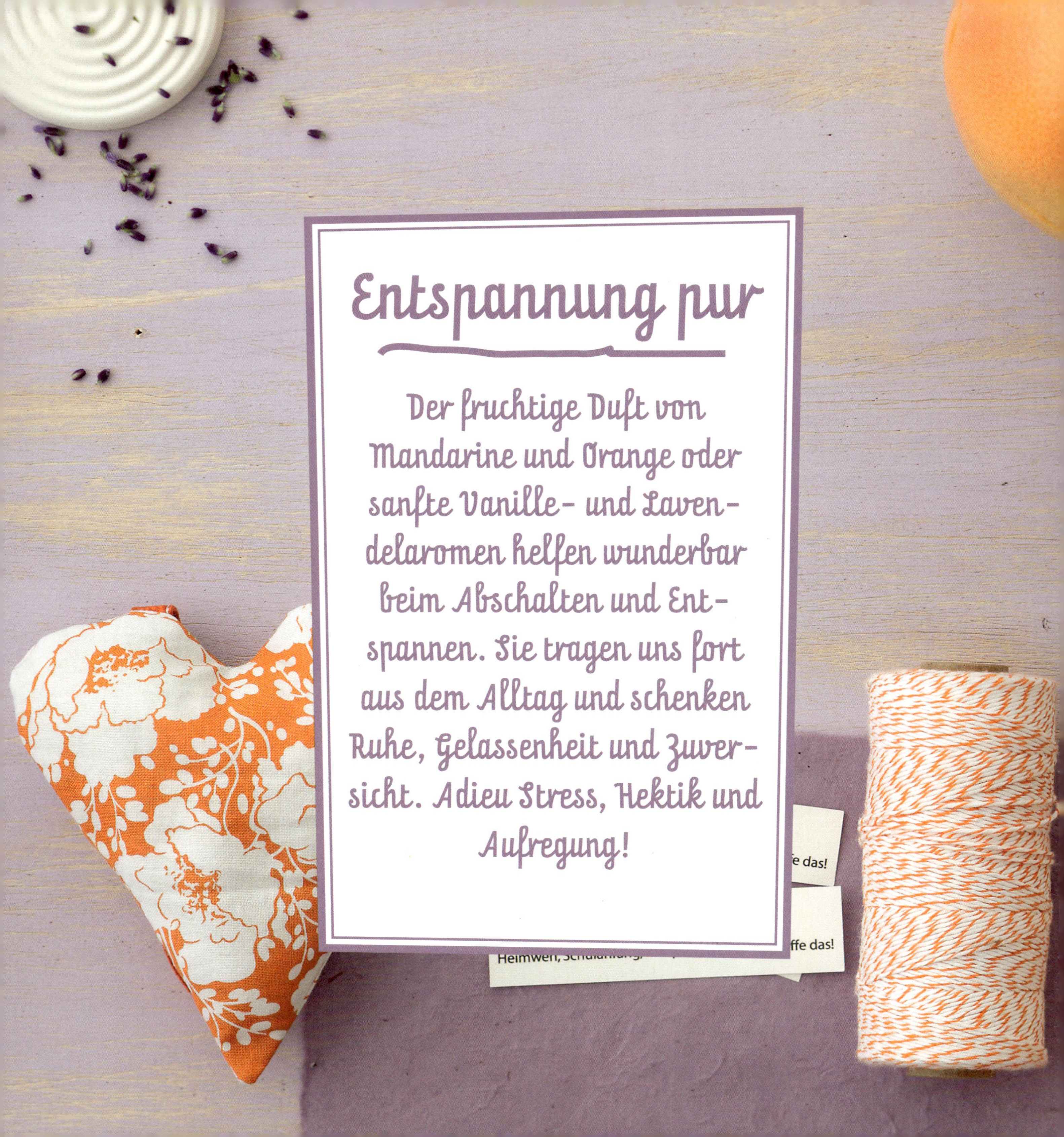
Entspannung pur
Der fruchtige Duft von Mandarine und Orange oder sanfte Vanille- und Lavendelaromen helfen wunderbar beim Abschalten und Entspannen. Sie tragen uns fort aus dem Alltag und schenken Ruhe, Gelassenheit und Zuversicht. Adieu Stress, Hektik und Aufregung!

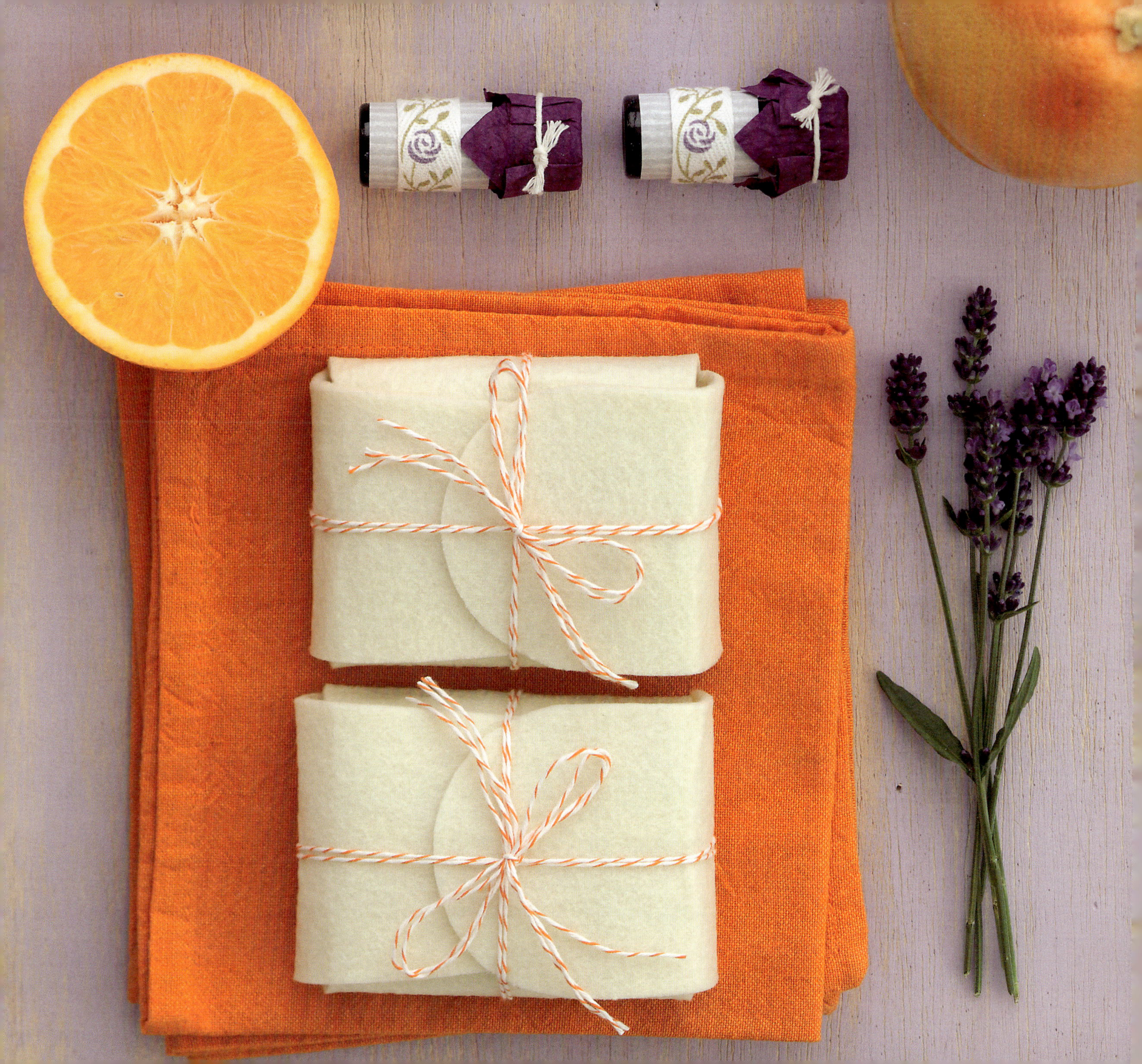

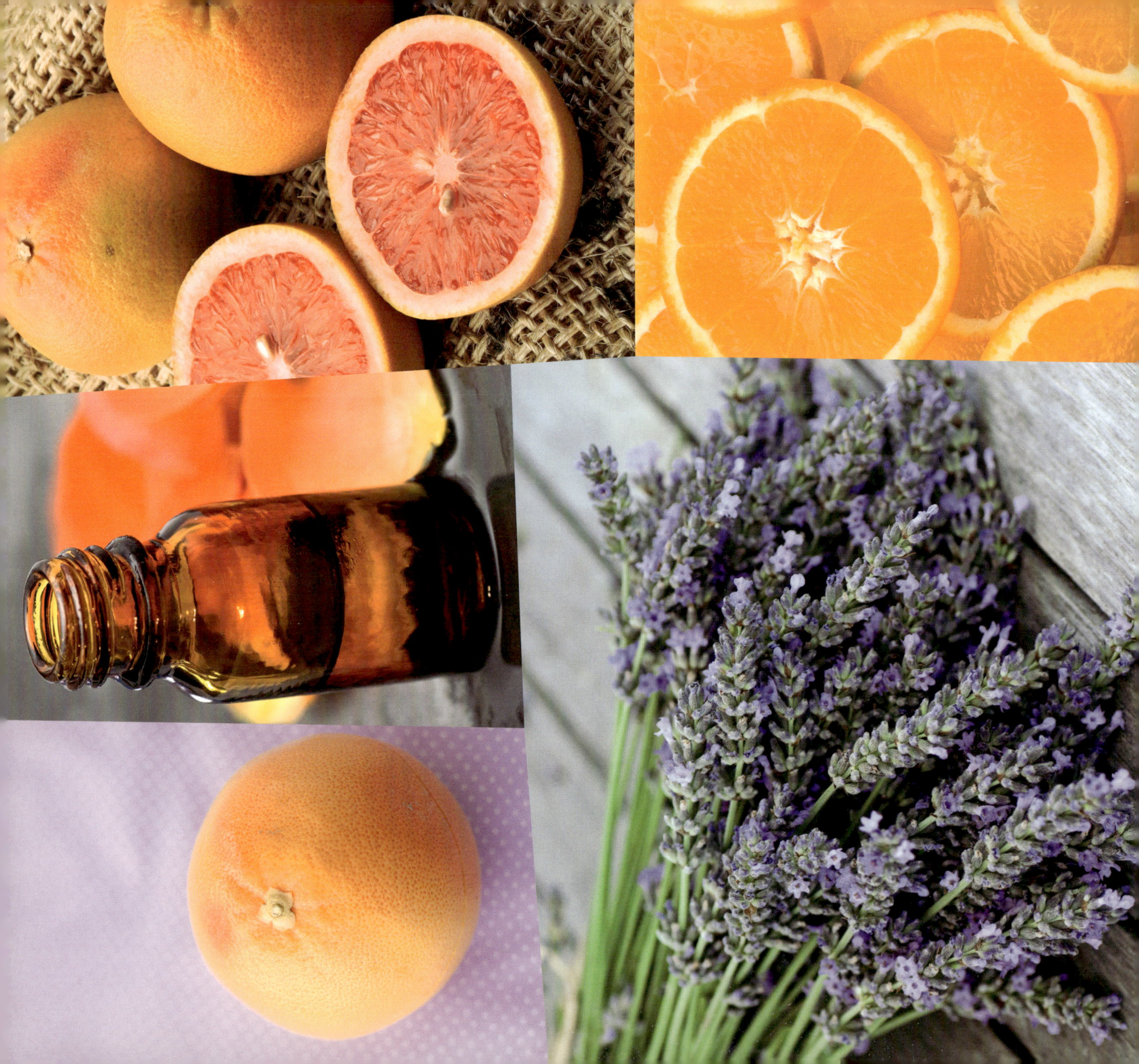

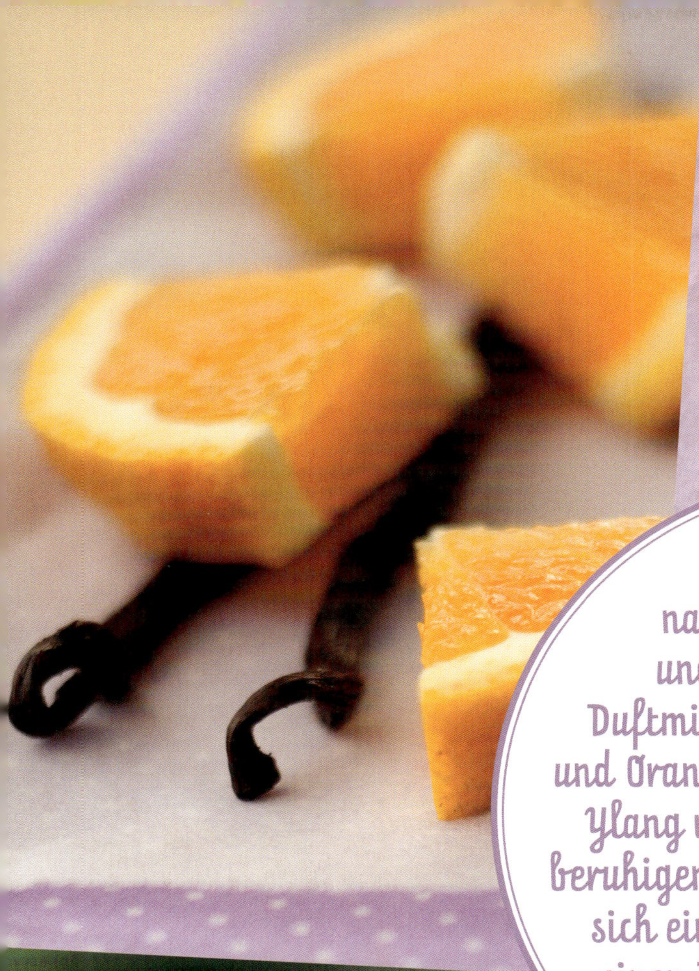

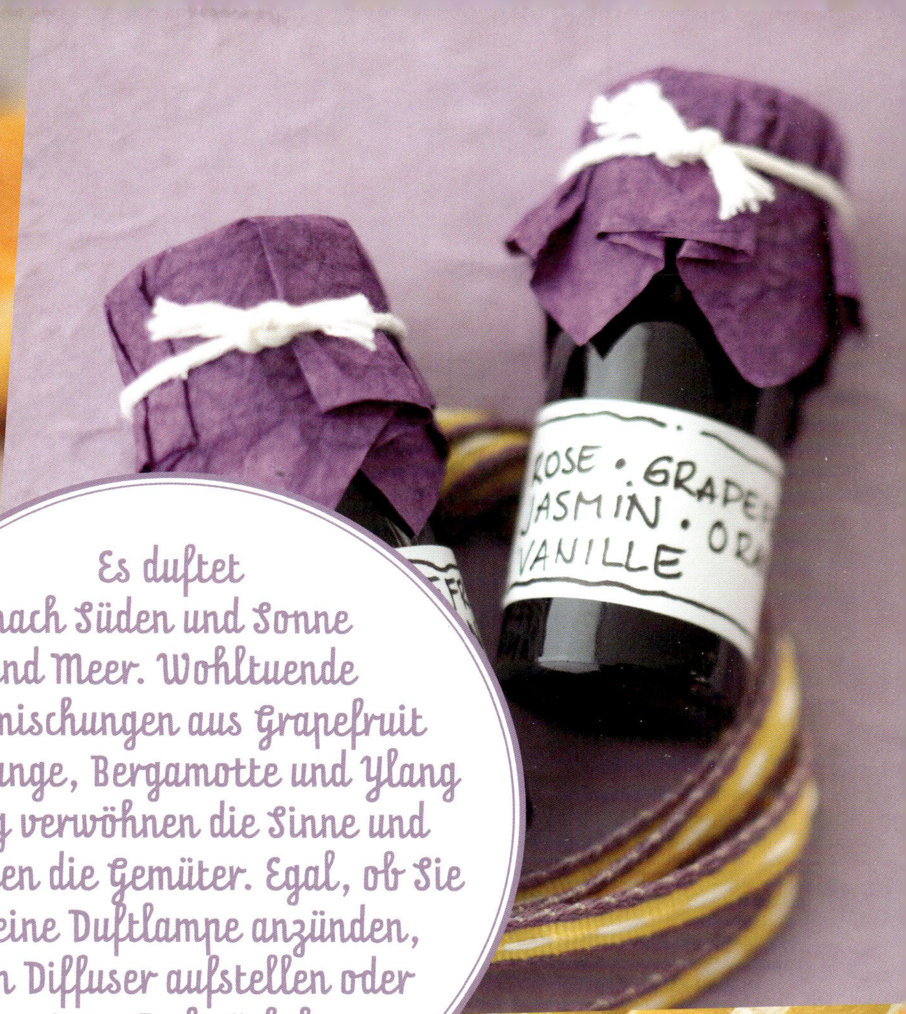

Es duftet
nach Süden und Sonne
und Meer. Wohltuende
Duftmischungen aus Grapefruit
und Orange, Bergamotte und Ylang
Ylang verwöhnen die Sinne und
beruhigen die Gemüter. Egal, ob Sie
sich eine Duftlampe anzünden,
einen Diffuser aufstellen oder
an einem Duftsäckchen
riechen.

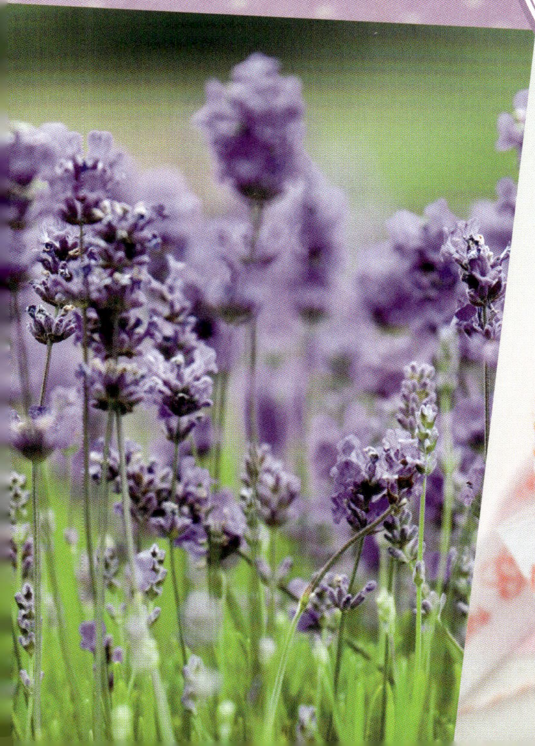

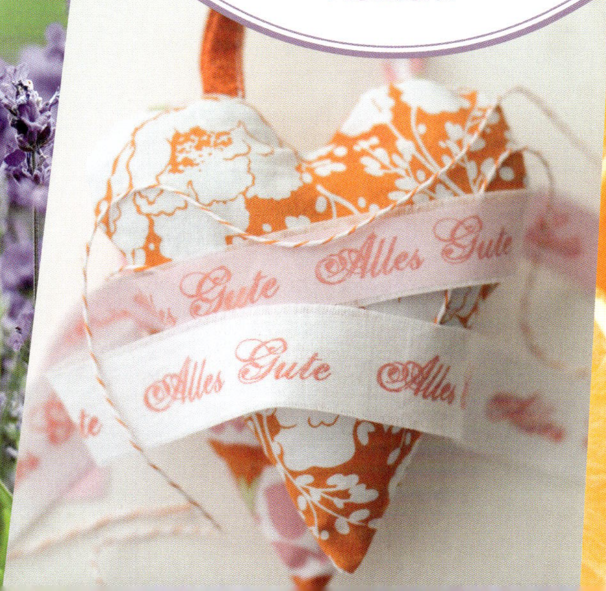

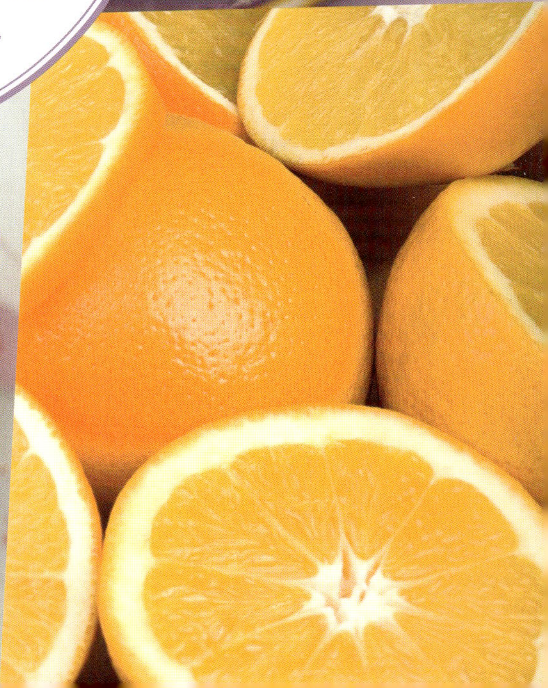

Ruhe finden

Duftmischung mit Rosengeranie

Duftmischung

Wie ein sanfter Flügelschlag neigt sich der Tag dem Ende zu. Lass dich nieder und komm zur Ruh'.

Füllen Sie die ätherischen Öle in eine dunkle Glasflasche (5 ml) und vermengen Sie sie gut. Von der Mischung einige Tropfen (je nach Raumgröße fünf bis acht Tropfen) in eine mit Wasser gefüllte Duftlampe oder -schale träufeln.

Papiertüten

Übertragen Sie die Vorlage auf das Scrapbook-Papier und ziehen Sie die Falzlinien mit einem Falzbein nach. Dann die Form ausschneiden, knicken und zusammenkleben. Den restlichen Papierstreifen um die Flasche legen und mit der Klebefolie befestigen.

Stempeln Sie den Text „Entspannung pur" auf das rosafarbene Papier. Geben Sie die Flasche in die Schachtel und verschließen Sie diese mit der Foldback-Klammer. Dabei das Papier mit der Aufschrift festklemmen.

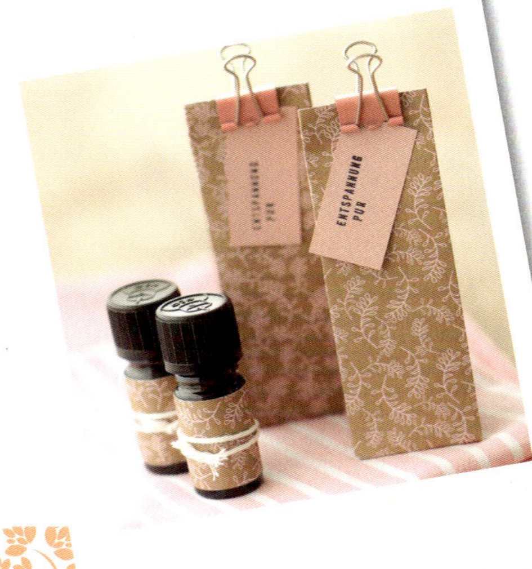

Material

- Braunglasflasche für ätherische Öle, 5 ml
- Scrapbook-Papier in Beige-Rosa gemustert, 20 cm x 16 cm
- Papierrest in Rosa
- doppelseitige Klebefolie
- Foldback-Klammer in Rosa
- Buchstabenstempel zum Selbersetzen
- Stempelfarbe in Schwarz

Vorlage Seite 76

Duftmischung

- 30 Tropfen Mandarine rot
- 30 Tropfen Grapefruit
- 20 Tropfen Bergamotte
- 10 Tropfen Rosengeranie
- 10 Tropfen Tonka

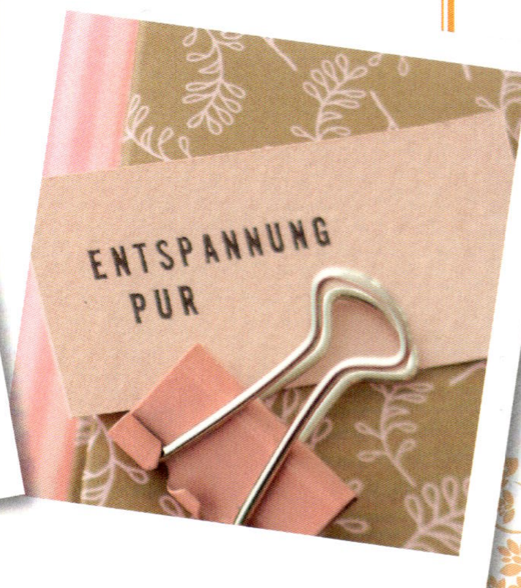

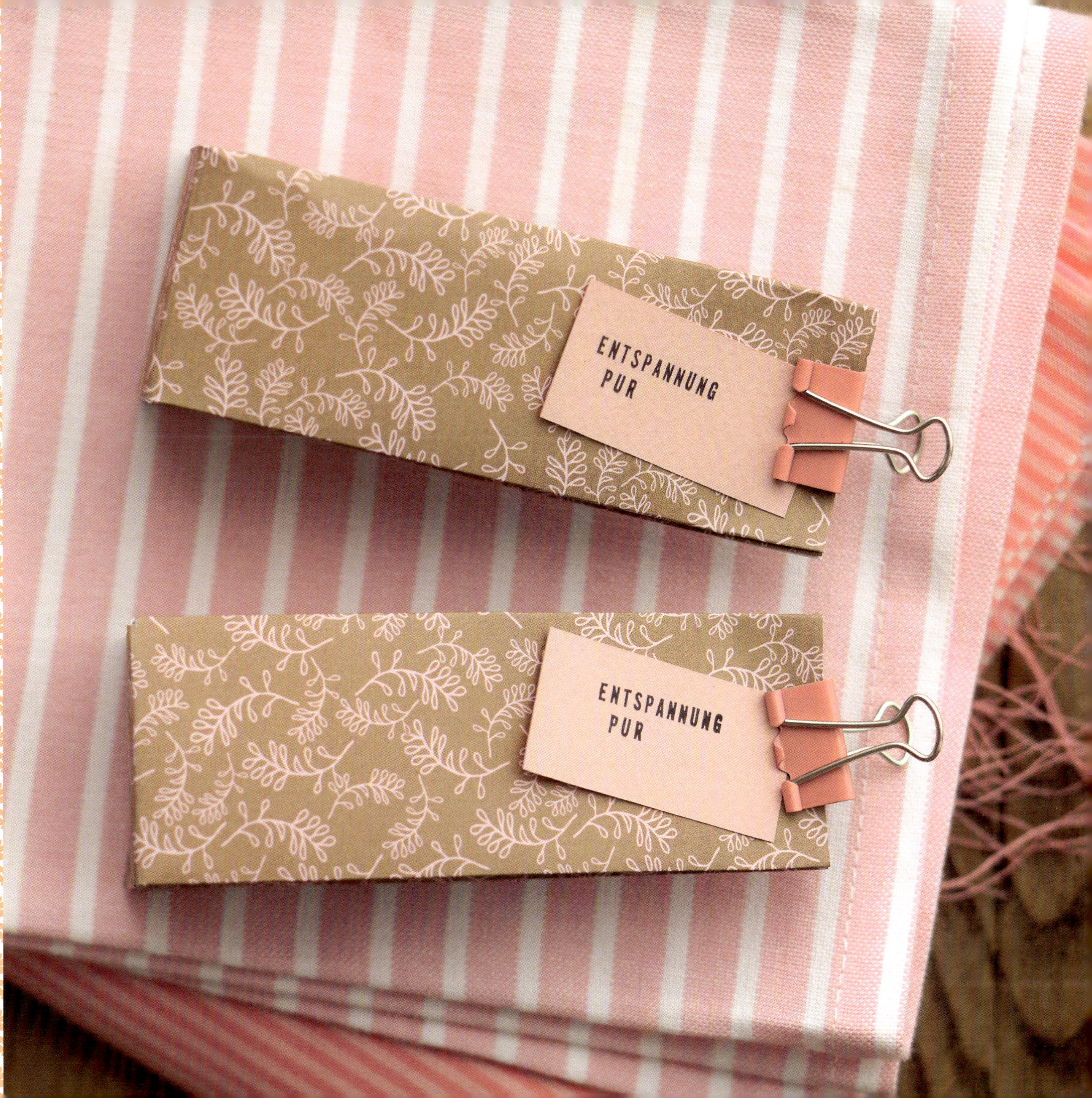
ENTSPANNUNG PUR
ENTSPANNUNG PUR

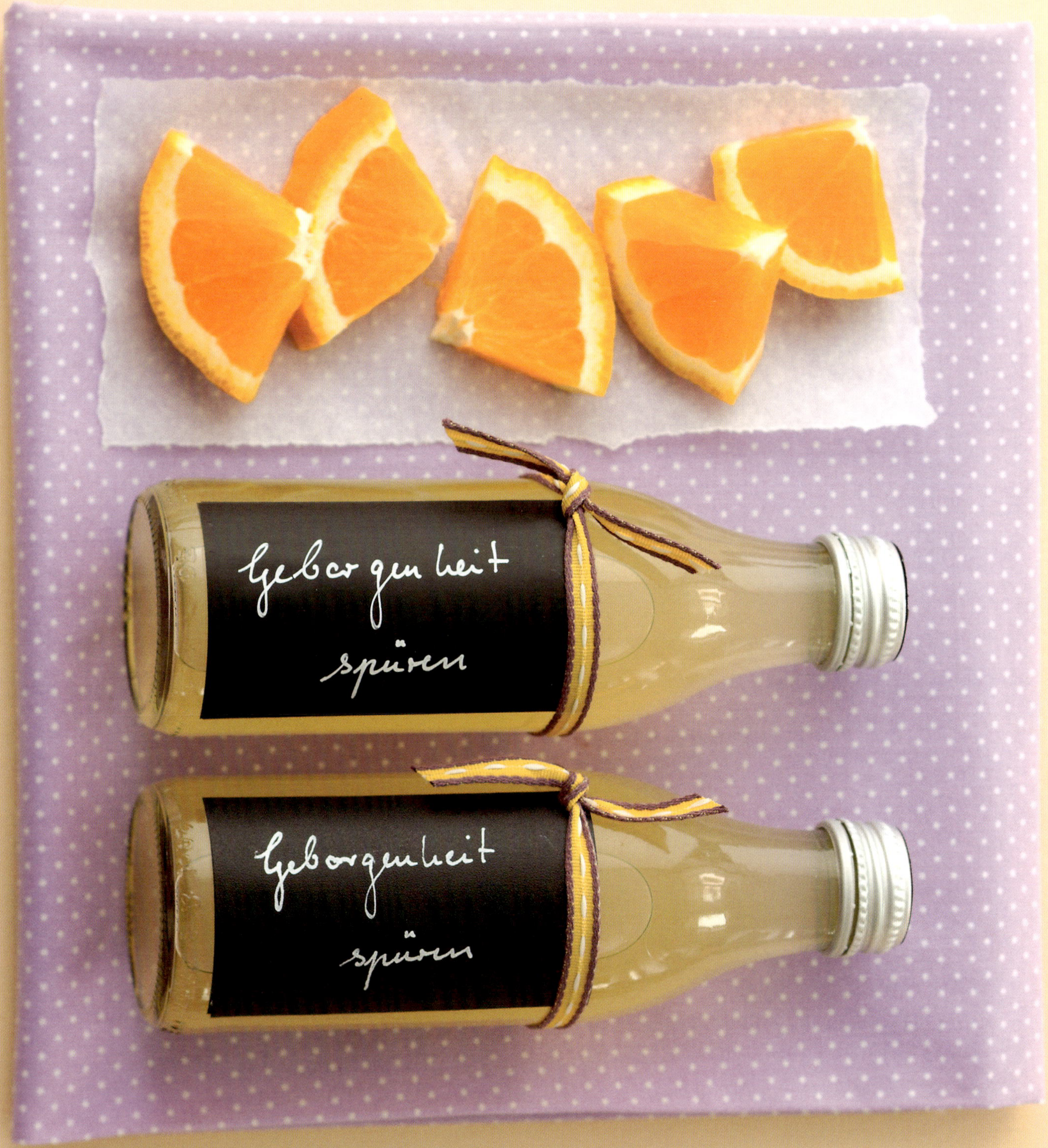
Geborgenheit
spüren
Geborgenheit
spüren

Geborgenheit spüren

Orange-Vanille-Mischung für den Diffuser

Material
Glasflasche, 100–150 ml
Tafelfolienrest in Schwarz
Baumwollbandrest in Gelb-Violett-Weiß gestreift
Motivlocher: Kreis, ø ca. 2,2 cm (wie ø des Flaschendeckels)

Duftmischung
100 Tropfen Orange süß
40 Tropfen Neroli in Jojobaöl 10:90
40 Tropfen Vanilleextrakt
40 Tropfen Sandelholz
20 Tropfen Ylang Ylang
60 ml Alkohol 97 %ig
4 ml Glycerin

Duftmischung

Du bist sicher und geborgen. Lass die stürmischen Zeiten hinter dir.

Füllen Sie alle Zutaten in eine Glasflasche mit weiter Öffnung, vermengen Sie sie gut und stellen Sie ein paar Holzstäbchen hinein, damit sich der Duft besser verteilt.

Flasche mit Etikett

Stanzen Sie einen Kreis aus der Tafelfolie aus und kleben Sie ihn auf den Deckel der Flasche.

Für das Schildchen ein circa 5 cm x 8 cm großes Stück Tafelfolie zuschneiden, beschriften und auf die Flasche kleben. Am oberen Rand des Schildchens legen Sie das Baumwollband um die Flasche und verknoten es.

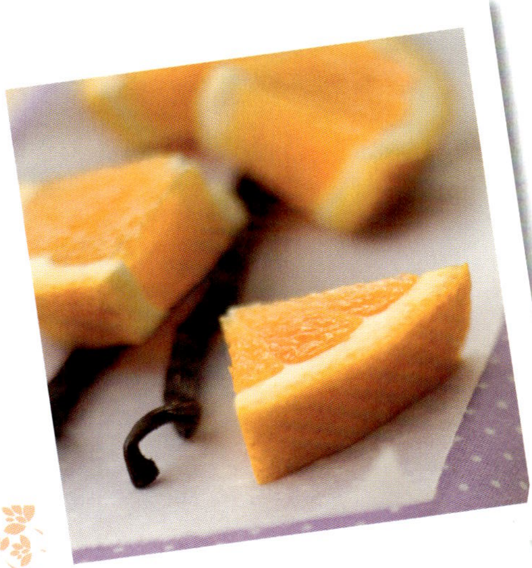

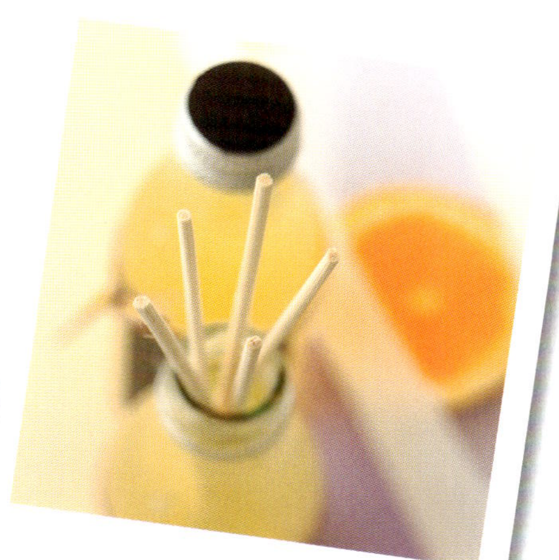

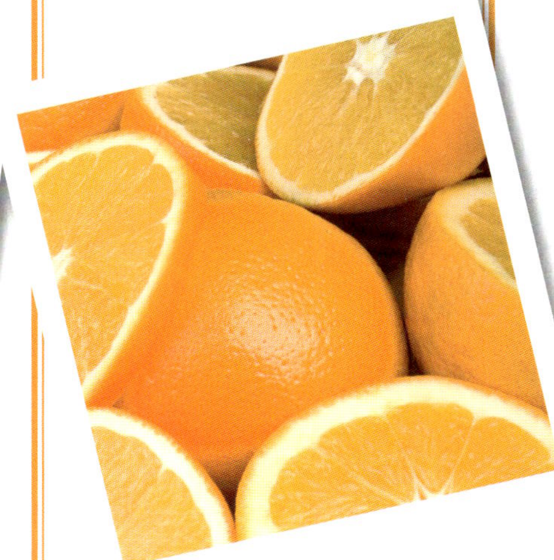

Gut gegen Kummer

Duftherzen mit Bergamotte und Mandarine

Duftmischung

Der Regen wäscht den Himmel rein. Mach dir keine Sorgen, die Sonne kommt zurück.

Füllen Sie die ätherischen Öle in eine dunkle Glasflasche (5 ml) und vermengen Sie sie gut. Dann einige Tropfen davon auf das Duftsäckchen träufeln. Bei Bedarf können Sie diesen Vorgang wiederholen. Bitte beachten Sie, dass eine Raumbeduftung mit Duftsäckchen nur begrenzt möglich ist.

Duftherzen

Für die Schlaufe benötigen Sie den einfarbigen Stoffrest in der Größe 3 cm x 15 cm. Falten Sie die beiden längsseitigen Außenkanten nach innen, sodass sie sich berühren. In der Mitte dann noch einmal der Länge nach falten und das Stoffband mit der Nähmaschine zusammennähen.

Schneiden Sie aus dem gemusterten Stoff nach der Vorlage zwei Herzen aus und legen Sie diese rechts auf rechts aufeinander. An der markierten Stelle die Schlaufe zwischen die beiden Stofflagen schieben. Die Herzform mit der Nähmaschine abnähen, dabei eine kleine Öffnung zum Wenden des Stoffes lassen. Schneiden Sie den überstehenden Stoff neben der Naht etwas zurück und wenden Sie das Stoffherz. Dann das Herz mit Füllwatte ausstopfen und die kleine Öffnung von Hand vernähen.

Aus dem zweiten einfarbigen Stoffrest reißen Sie einen Streifen in der Größe von circa 2 cm x 35 cm und bedrucken ihn mit dem Stempel. Über den Deckel der Flasche ein Stück Masking Tape kleben, dann die Flasche wie auf dem Foto auf das Herz binden.

Material

Braunglasflasche für ätherische Öle, 5 ml
Stoffrest in Orange-Weiß oder Orange-Weiß-Rosa
Stoffrest, einfarbig, 3 cm x 15 cm (Schlaufe)
Stoffrest, einfarbig, ca. 35 cm lang (zum Festbinden)
Füllwatte
Nähmaschine
Nähnadel und Nähgarn
Stempel „Alles Gute“
Stempelfarbe in Rot
Rest sehr schmales Masking Tape in Rosa

Vorlage Seite 76

Duftmischung

40 Tropfen Mandarine rot
20 Tropfen Bergamotte
10 Tropfen Petit Grain
10 Tropfen Lavendel extra

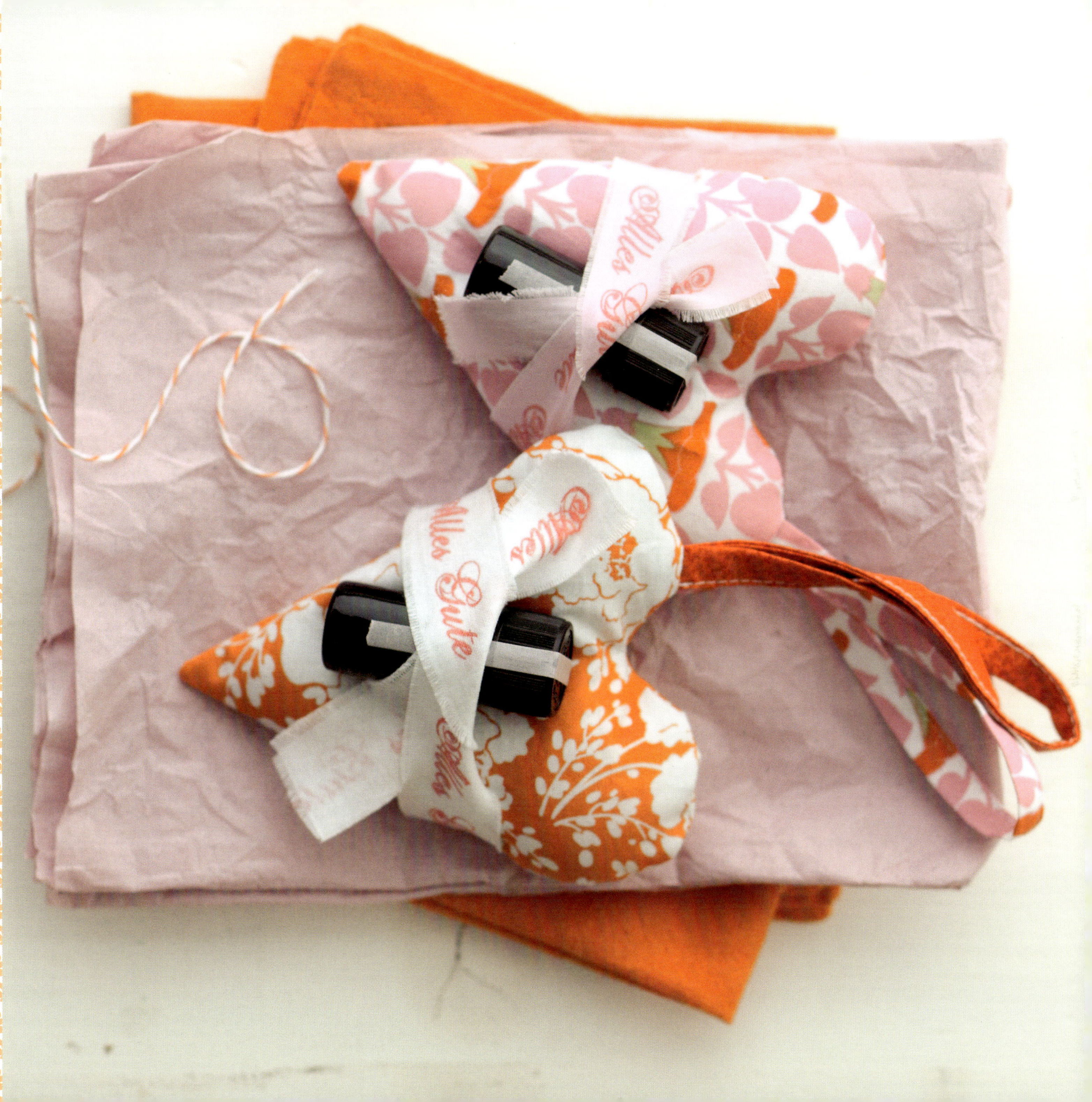
Alles Gute

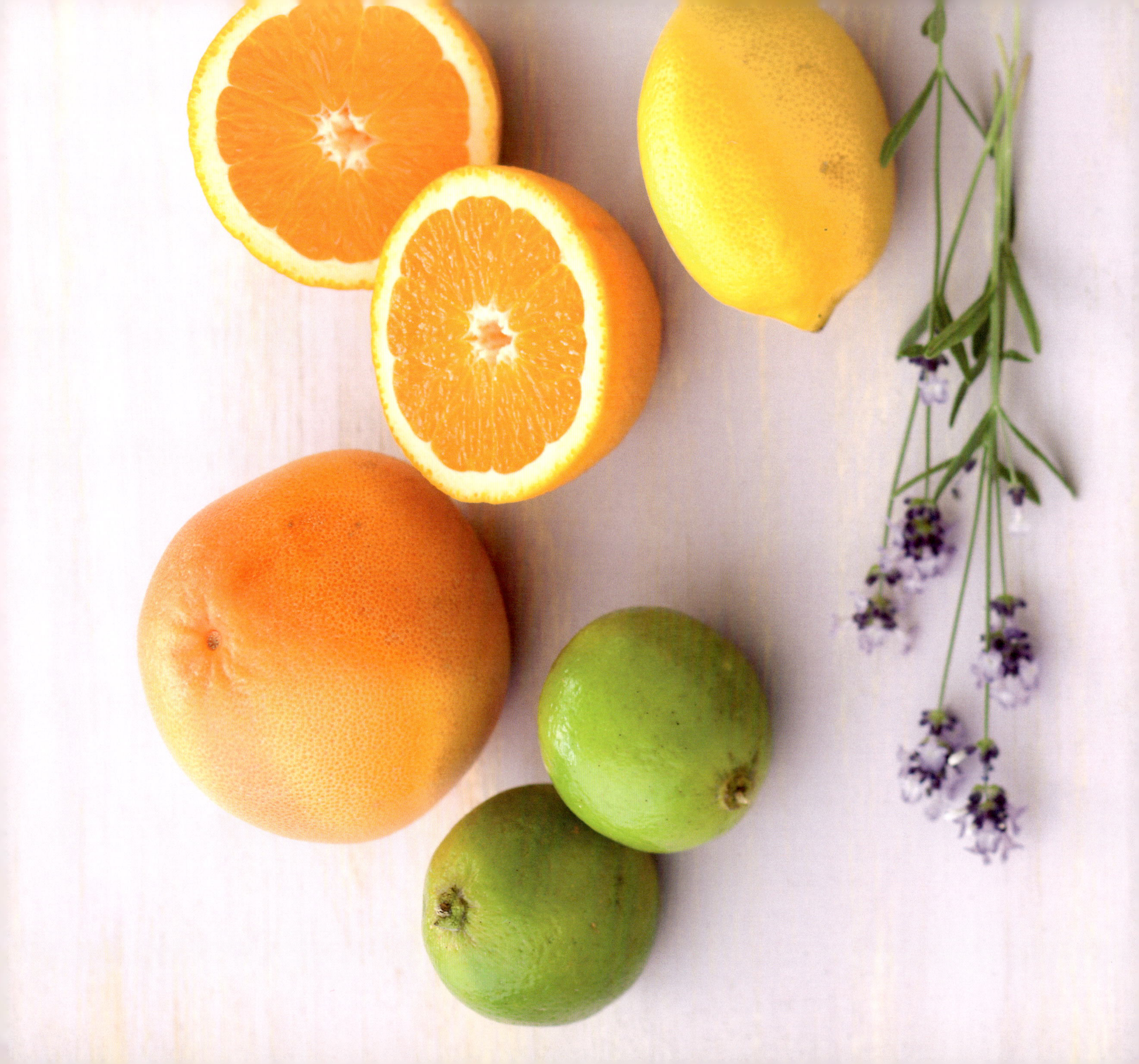

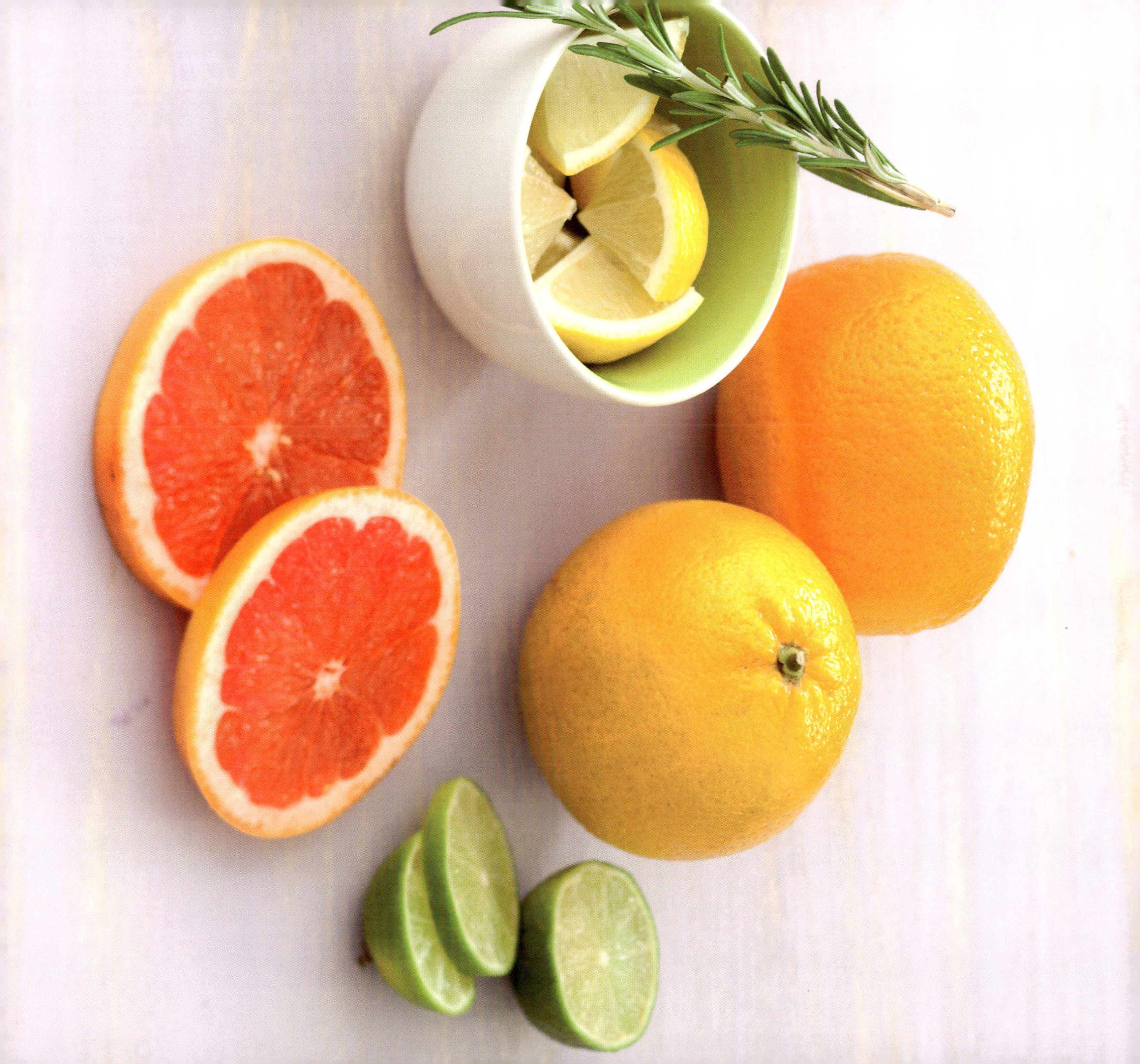

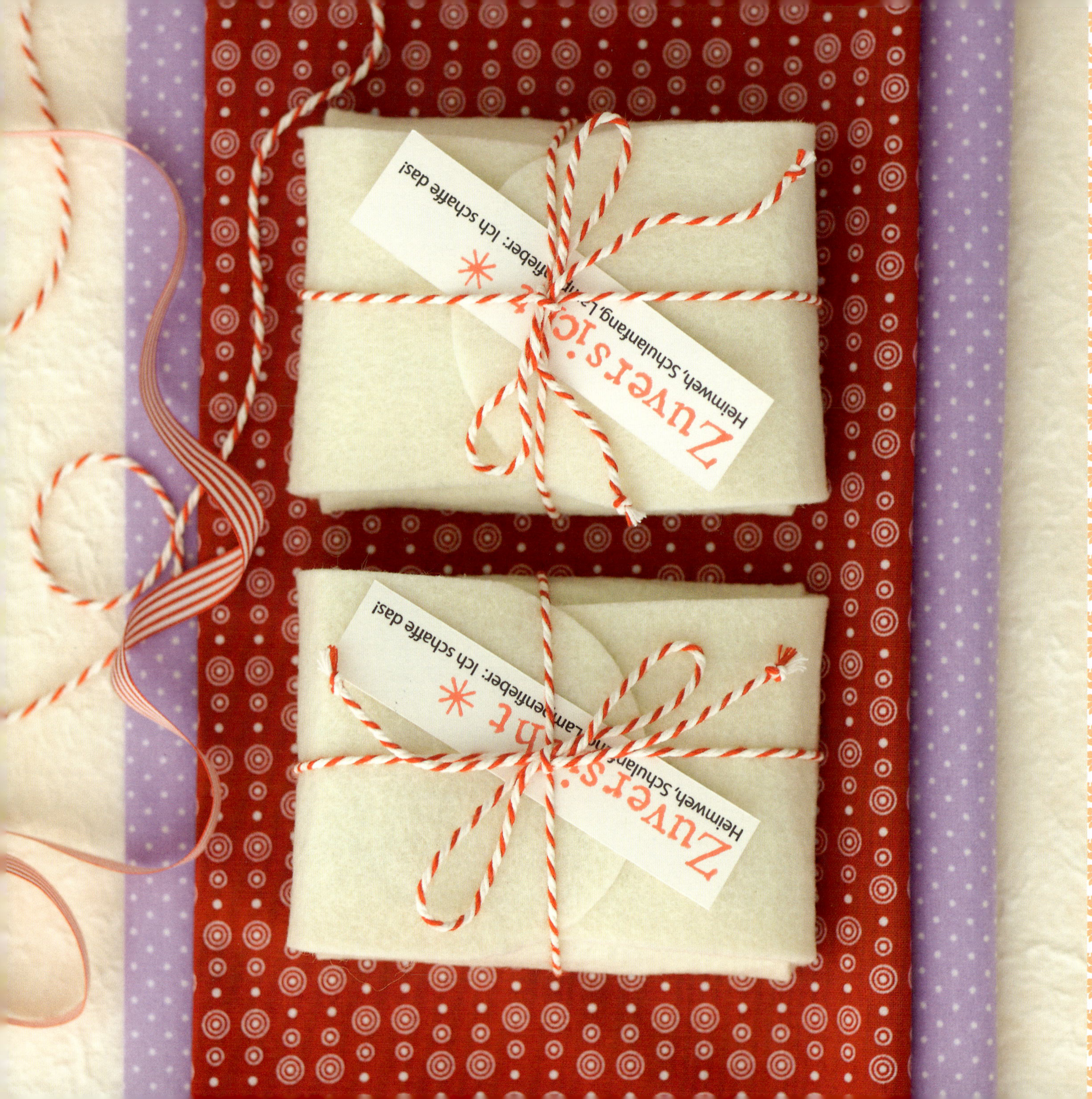
Zuversicht
Heimweh, Schulanfang, Lampenfieber: Ich schaffe das!

Macht Mut

Duftstein mit Orange und Bergamotte

Duftmischung

Heimweh, Schuleintritt, Lampenfieber ... Egal, welche neue Situation auf dich zukommt, vertraue dir, du schaffst das.

Füllen Sie die ätherischen Öle in eine dunkle Glasflasche (5 ml) und geben Sie einige Tropfen von der Mischung auf den Duftstein. Bei Bedarf können Sie diesen Vorgang wiederholen. Bitte beachten Sie, dass eine Raumbeduftung mit Duftsteinen nur begrenzt möglich ist.

Filztasche

Schneiden Sie den Wollfilz nach der Vorlage zu und nähen Sie das Gummiband an der gepunkteten Linie fest. Die Enden des Gummibandes dabei zweimal nach innen umschlagen, um ein Ausfransen zu verhindern. Lassen Sie das Gummiband beim Annähen etwas locker, damit genug Platz ist, um den Duftstein und die Flasche darunter festzuklemmen.

Biegen Sie erst die kurzen Laschen und dann die langen Laschen nach oben um. Umwickeln Sie die Tasche mit der Kordel und verschließen Sie diese mit einer Schleife. Schieben Sie das beschriftete Papier unter die Kordel.

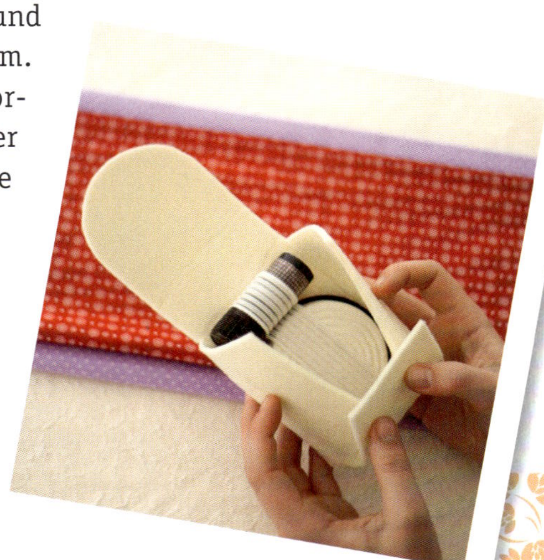

Material

Braunglasflasche für ätherische Öle, 5 ml
Duftstein mit Untersetzer, rund
Wollfilz in Weiß, 32 cm x 22 cm, 3 mm stark
Gummiband, 2 cm breit, 20 cm lang
Nähmaschine oder Nähnadel und Nähgarn
Kordel in Rot-Weiß

Vorlage Seite 77

Duftmischung

40 Tropfen Orange süß
20 Tropfen Bergamotte
10 Tropfen Lavendel extra
10 Tropfen Kamille römisch in Jojobaöl 10:90

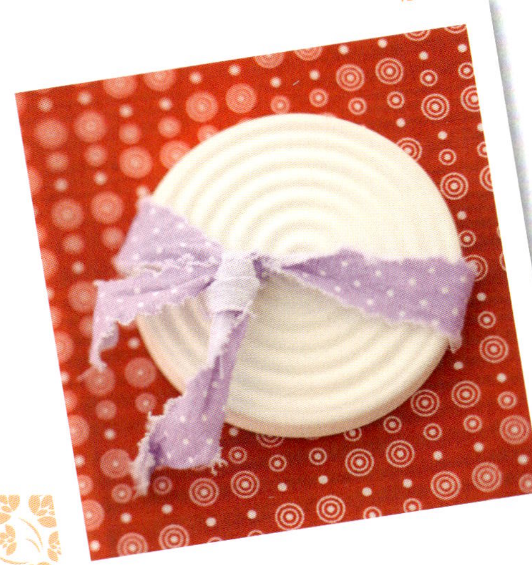

Kurz innehalten

Mandarine-Rosen-Mischung für den Diffuser

Duftmischung
Nimm dir Zeit für ein paar Minuten Ruhe und lass den Regenbogen zu dir sprechen.

Füllen Sie alle Zutaten in eine Glasflasche mit weiter Öffnung, vermengen Sie sie gut und stellen Sie ein paar Holzstäbchen hinein, damit sich der Duft besser verteilt.

Anhänger
Kopieren Sie die Vorlage für den Anhänger auf den Fotokarton und schneiden Sie den Anhänger aus. Den Falz mit einem Falzbein nachziehen und knicken. Das Loch mit einem Cutter ebenfalls ausschneiden.

Beschriften Sie den Anhänger von Hand und hängen Sie ihn um den Flaschenhals. Zum Schluss befestigen Sie ihn am unteren Ende mit dem Aufkleber.

Material
Glasflasche, eckig, 100–150 ml
Fotokarton in Weiß
Cutter mit Schneideunterlage
Kopierer
Aufkleber „Von Herzen", rund

Vorlage Seite 77

Duftmischung
120 Tropfen Mandarine rot
80 Tropfen Bergamotte
60 Tropfen Neroli in Jojobaöl 10:90
60 Tropfen Rose persisch in Jojobaöl 10:90
60 ml Alkohol 97 %ig
4 ml Glycerin

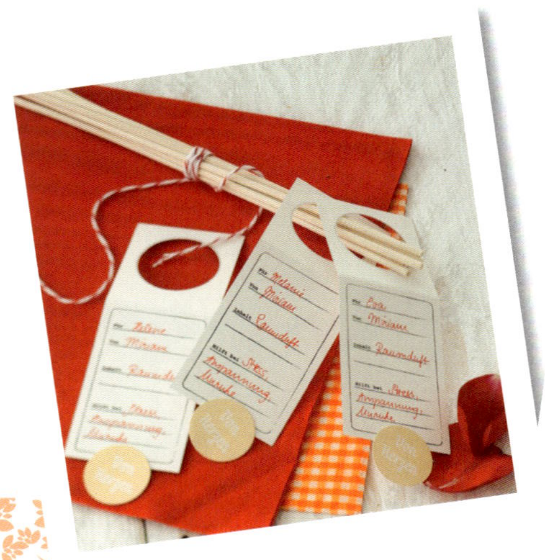

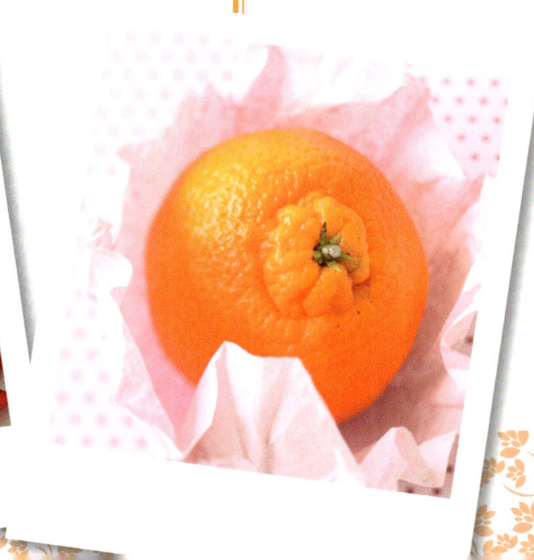

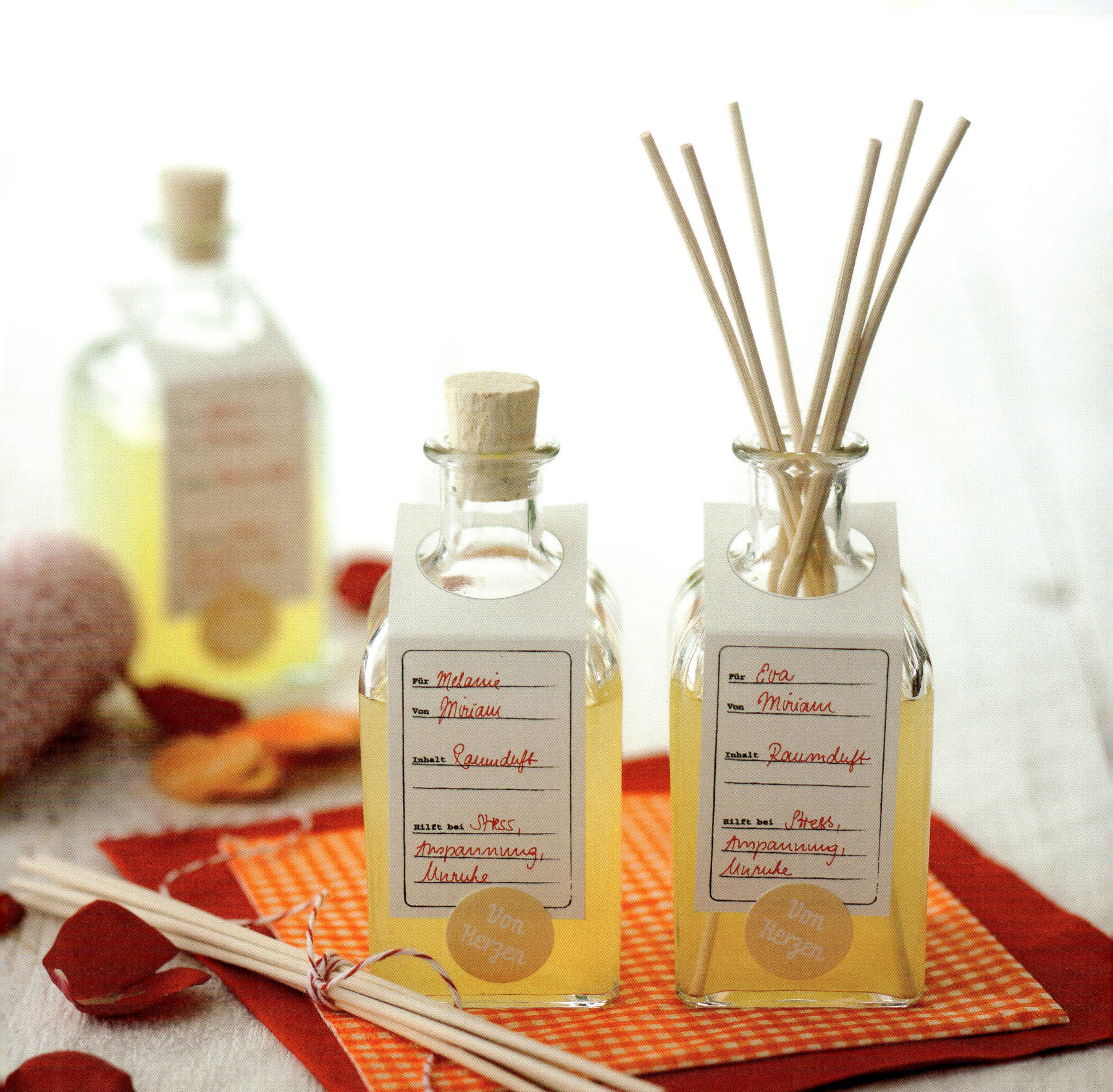
Für Melanie
Von Miriam
Inhalt Raumduft
Hilft bei Stress, Anspannung, Unruhe
Von Herzen
Für Eva
Von Miriam
Inhalt Raumduft
Hilft bei Stress, Anspannung, Unruhe
Von Herzen

Lebenslust und Energie

Frischer Wind und Tatendrang – weg mit den trüben Gedanken! Belebende Duftmischungen mit Zitrone und Limette wecken neue Energie. Wenn die Situation verfahren scheint und alles stagniert, dann machen Grapefruit & Co. wieder Mut.

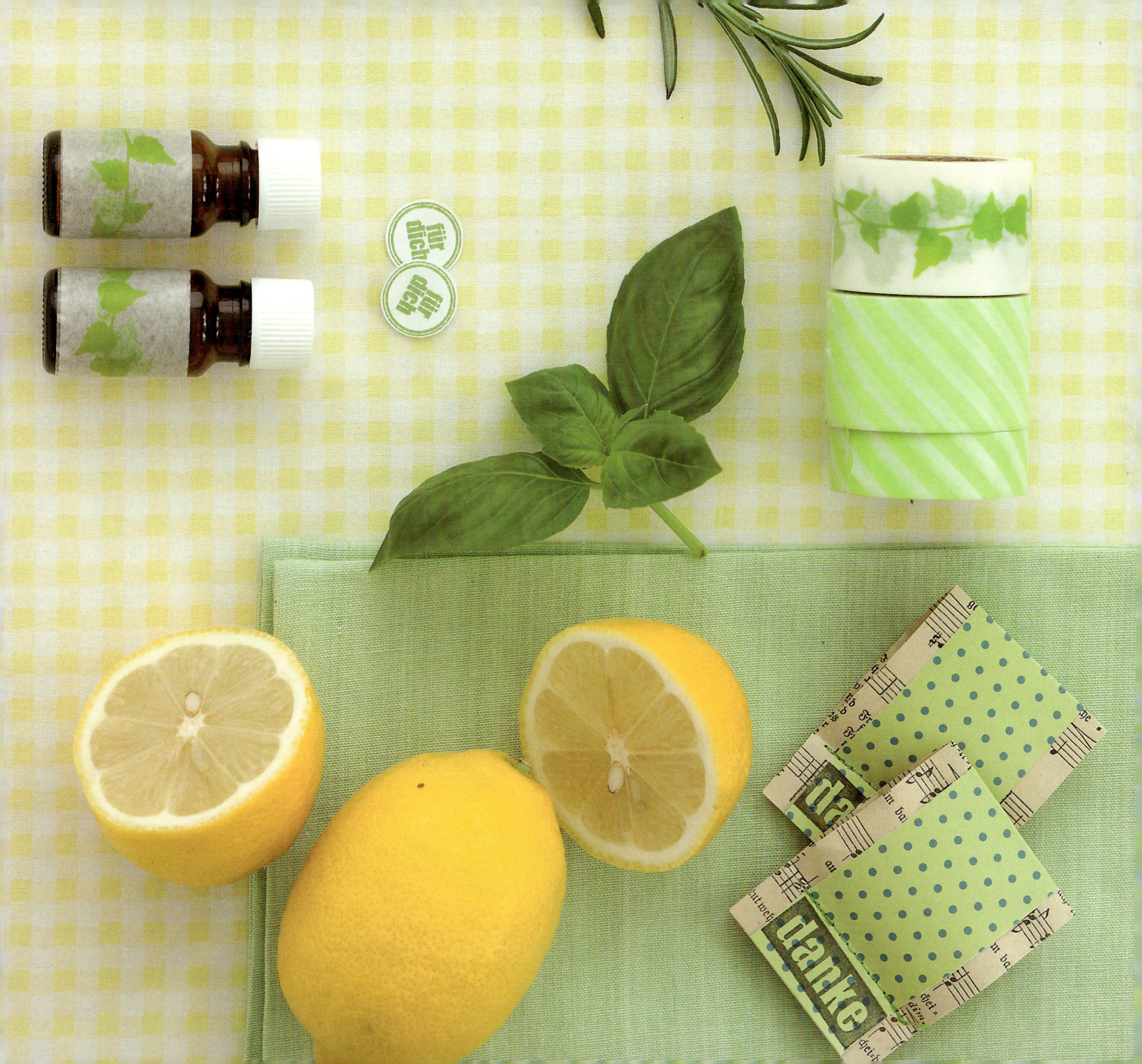
für dich
für dich
danke

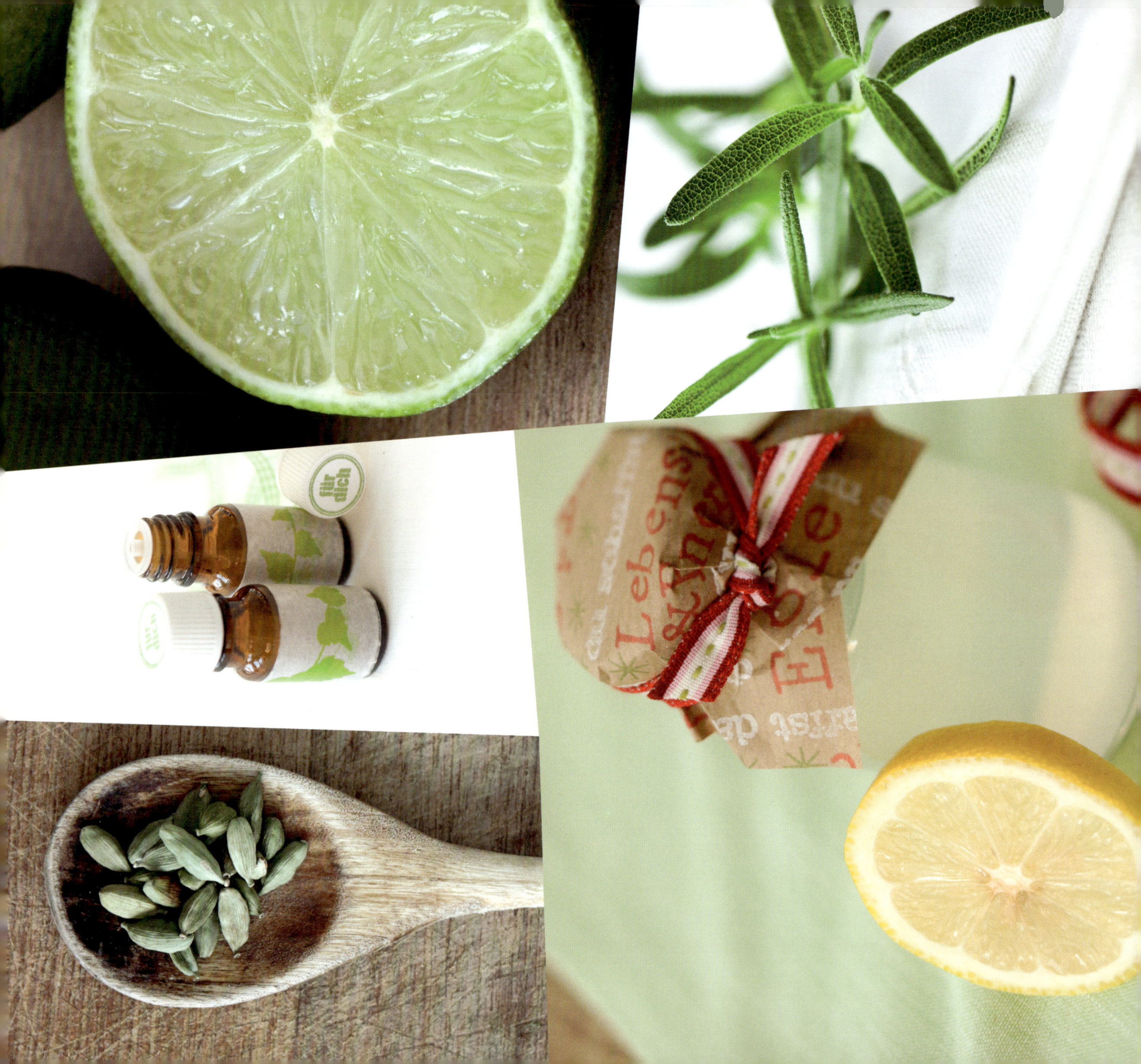
für dich
für dich
Lebens

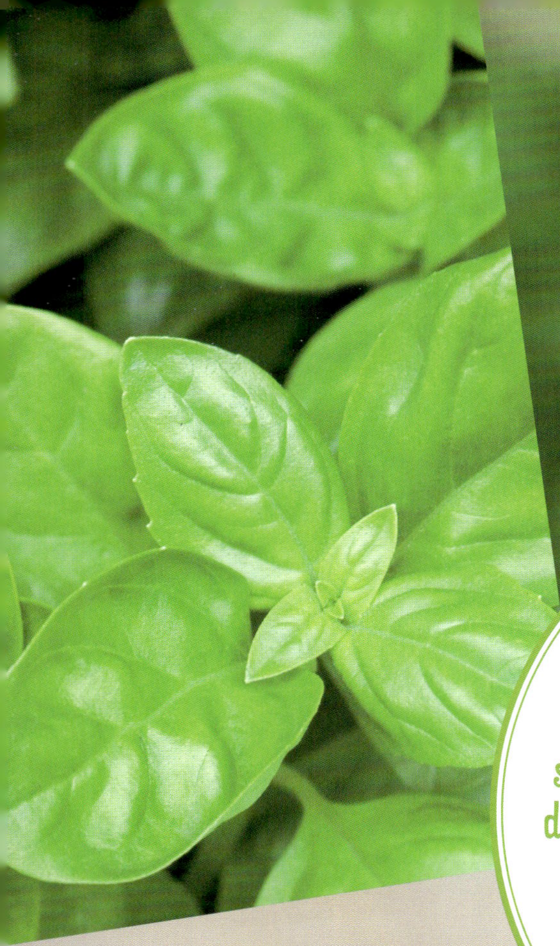

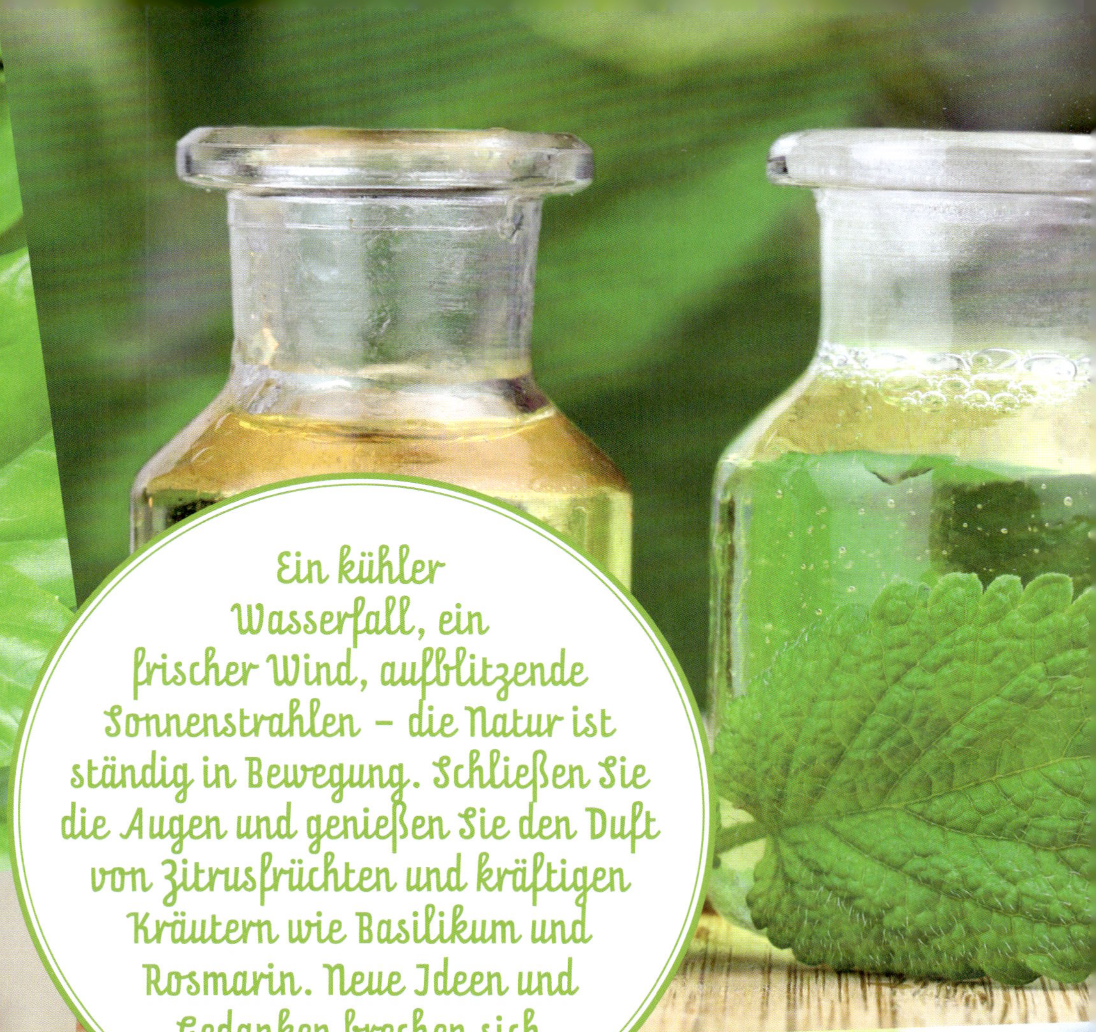

Ein kühler
Wasserfall, ein
frischer Wind, aufblitzende
Sonnenstrahlen – die Natur ist
ständig in Bewegung. Schließen Sie
die Augen und genießen Sie den Duft
von Zitrusfrüchten und kräftigen
Kräutern wie Basilikum und
Rosmarin. Neue Ideen und
Gedanken brechen sich
Bahn.

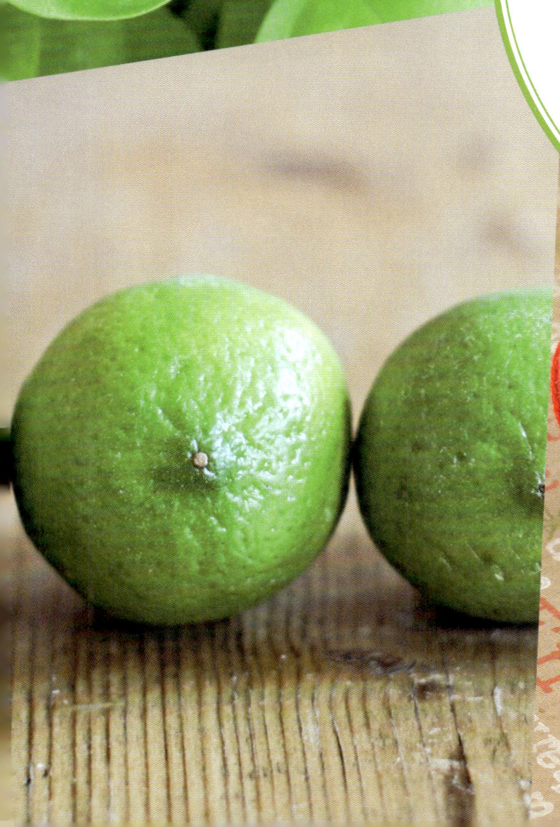

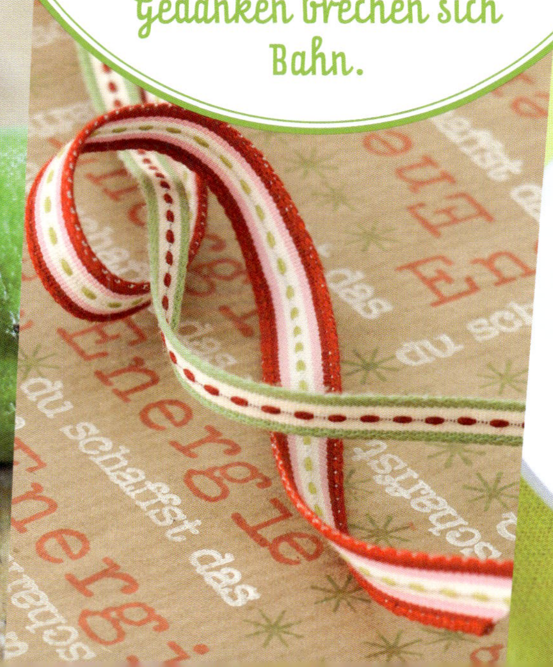

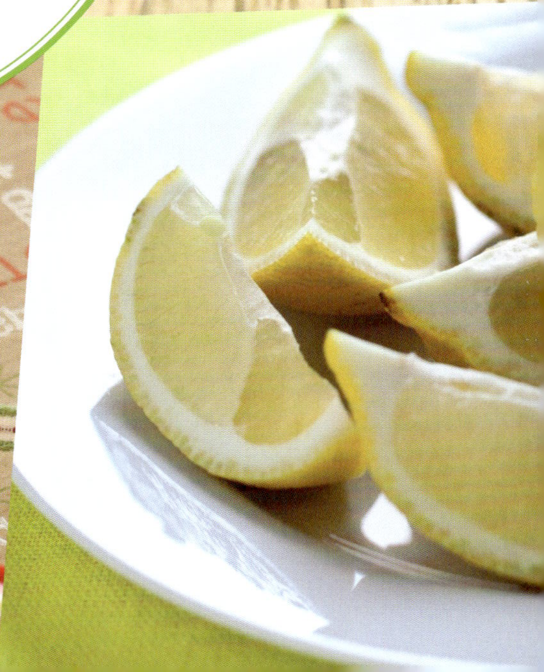

Ein Hauch Exotik

Fremde Düfte inspirieren

Duftmischung
Gib nicht auf! Exotisch-fruchtige Düfte inspirieren dich zu neuen Taten und Ideen.

Füllen Sie alle Zutaten in eine dunkle Glasflasche (50 ml) mit Sprühaufsatz. Je nach Raumgröße zwei bis vier Sprühstöße in den Raum geben. Bei Bedarf können Sie diesen Vorgang wiederholen. Bitte achten Sie darauf, dass das Raumspray nicht mit einer offenen Flamme in Berührung kommt, es ist leicht entzündlich.

Papiermanschette
Schneiden Sie einen circa 5 cm breiten Streifen aus dem Notenpapier zu. Die Länge entspricht dem Umfang der Flasche zuzüglich 3 cm. Auf den Notenpapierstreifen mittig einen 4 cm breiten Streifen aus dem Scrapbook-Papier kleben.

Nähen Sie den Streifen mit der Nähmaschine zu einem Ring zusammen, der über die Flasche gestülpt werden kann. Dann hochkant den Schriftzug „Danke“ auf das überstehende Papier stempeln.

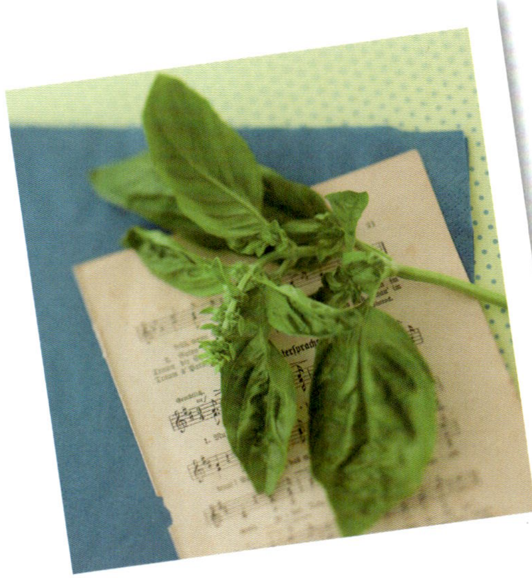

Material
Sprühflasche aus Braunglas für ätherische Öle, 50 ml
Rest altes Notenpapier
Scrapbook-Papier-Rest in Grün-Türkis gepunktet
Nähmaschine
Stempel „Danke“
Stempelfarbe in Schwarz

Duftmischung
16 Tropfen Orange süß
8 Tropfen Litsea cubeba
4 Tropfen Basilikum Ct. Linalool
4 Tropfen Kardamom
45 ml Alkohol 97 %ig

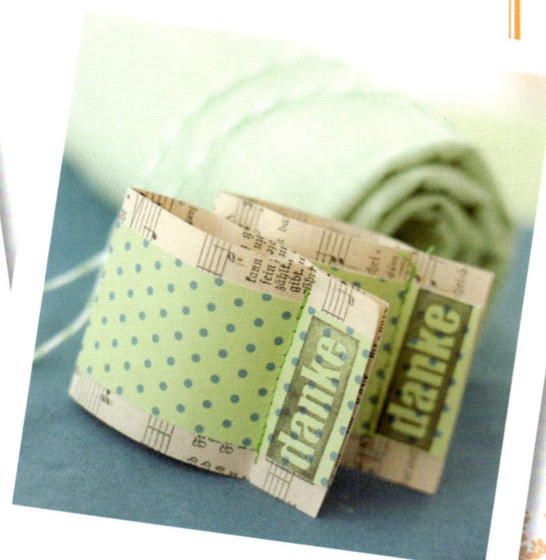

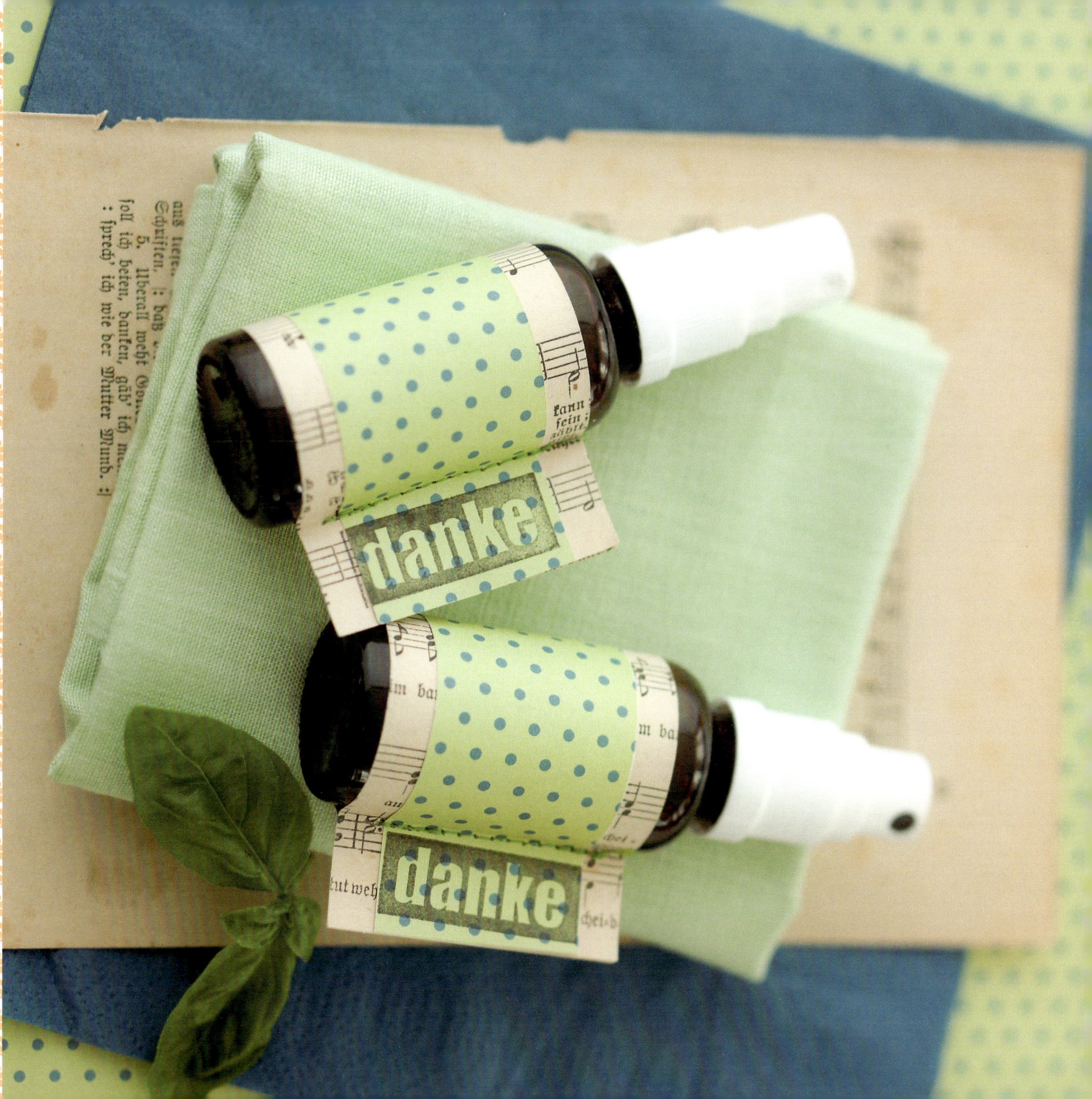
danke
danke

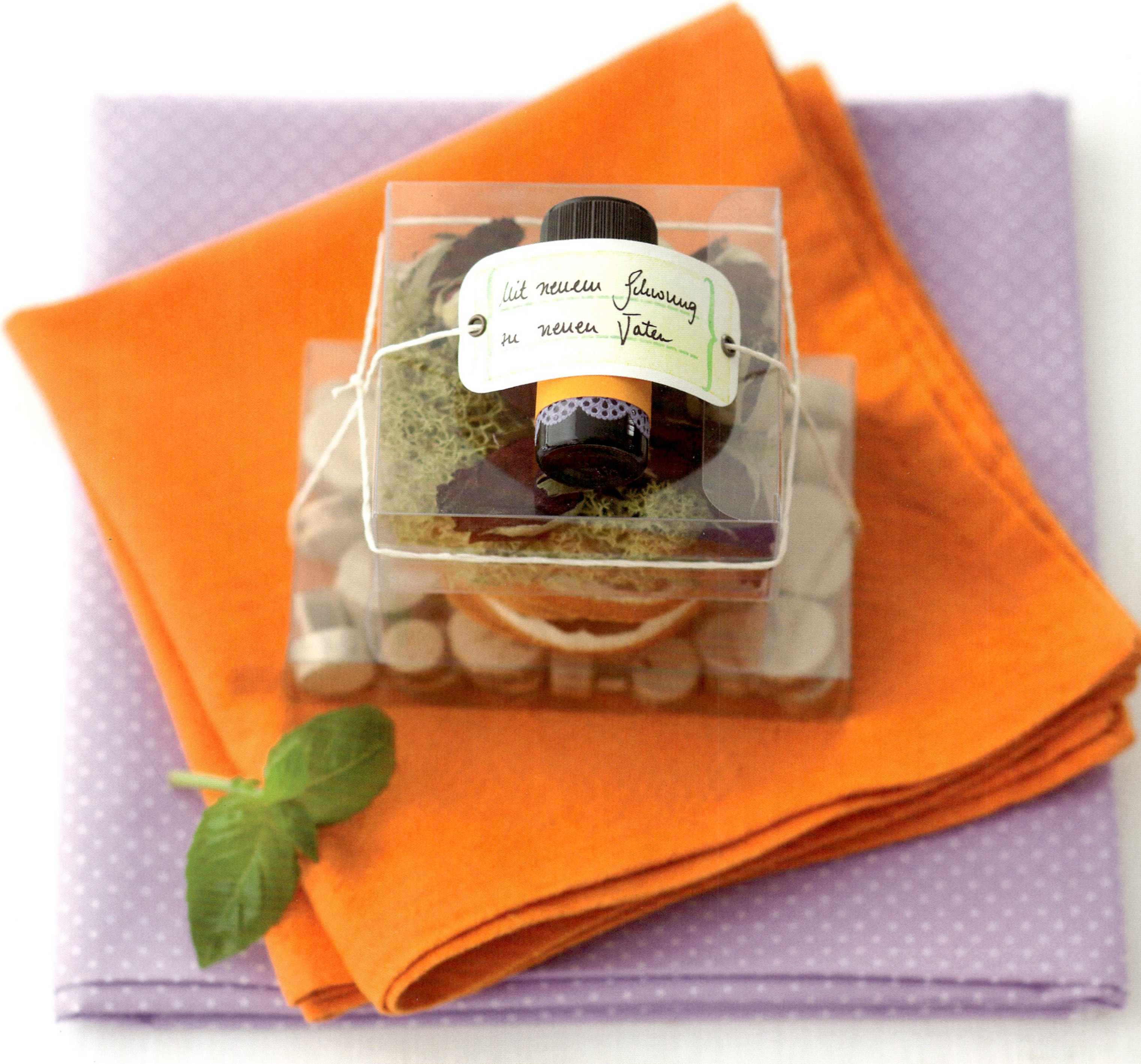
Mit neuem Schwung
zu neuen Taten

Frischer Wind

Potpourri-Bausatz in durchsichtiger Schachtel

Duftmischung
Ein Wirbelwind vertreibt deine trüben Gedanken. Mit neuem Schwung schreitest du zur Tat.

Füllen Sie die ätherischen Öle in eine dunkle Glasflasche (5 ml). Einige Tropfen davon direkt auf das Potpourri träufeln oder auf einen Wattebausch geben und diesen unter dem Potpourri verstecken. Bei Bedarf kann dieser Vorgang wiederholt werden. Eine Raumbeduftung ist nur begrenzt möglich.

Potpourri-Bausatz
Umkleben Sie die Duftölflasche zuerst mit dem Lace Tape und dann mit einem Streifen aus orangefarbenem Papier. Füllen Sie die Potpourrimaterialien in die transparenten Schachteln.

Für den Anhänger ein circa 5 cm x 3 cm großes Stück weißes Papier zuschneiden und die Ecken abrunden. Lochen Sie den Anhänger an den kurzen Seiten jeweils einmal und versehen Sie die Löcher mit Ösen.

Stempeln Sie die geschweifte Klammer und die Linien in Grün auf den Anhänger und lassen Sie ihn trocknen. Danach den Hintergrund leicht gelb schraffieren und von Hand den Schriftzug auf den Anhänger schreiben.

Fädeln Sie zum Schluss die Kordel durch die Löcher im Anhänger und binden Sie die Schachteln über Kreuz zusammen.

Material
Braunglasflasche für ätherische Öle, 5 ml
2 Schachteln in Transparent, ca. 6 cm x 6 cm x 3 cm und 8 cm x 6 cm x 1,5 cm
Potpourri: z. B. getrocknete Orangenscheiben, Islandmoos, getrocknete Rosenblüten, Holzscheiben
Papierreste in Weiß und Orange
Lace Tape in Lila
2 Ösen in Schwarz
Ösenwerkzeug
Stempel mit geschweifter Klammer und Linien für Text
Stempelfarbe in Grün
Buntstift in Gelb
Kordel in Weiß

Duftmischung
20 Tropfen Basilikum Ct. Linalool
20 Tropfen Zitrone
10 Tropfen Litsea cubeba
10 Tropfen Rosmarin Ct. Cineol

Vitalisierend
Mischung für den Diffuser

Duftmischung
Der dichte Nebel hebt sich und warme Sonnenstrahlen blitzen hervor.

Füllen Sie alle Zutaten in eine Glasflasche mit weiter Öffnung, vermengen Sie alles gut und stellen Sie ein paar Holzstäbchen hinein.

Banderole
Reißen Sie das Transparentpapier in einen circa 5 cm breiten Streifen. Die Länge des Streifens richtet sich nach dem Umfang der Flasche. Das hellblaue Papier mit dem Bordürenlocher lochen. Das karierte Papier in einen ca. 3 cm breiten Streifen schneiden und mit den Buchstabenstempeln bestempeln.

Nähen Sie das Scrapbook-Papier und die hellblaue Bordüre auf das Transparentpapier. Legen Sie den Streifen um die Flasche und befestigen Sie ihn hinten mit einem Rest Klebeband.

Header mit Anhänger
Schneiden Sie aus dem Scrapbook-Papier den Header nach der Vorlage zu. In der Mitte falzen und an der markierten Stelle eine Öse einsetzen.

Für den kleinen Anhänger aus dem weißen Fotokarton ein Rechteck (circa 3 cm x 4,5 cm) zuschneiden und in Blau „für dich“ aufstempeln. Stanzen Sie aus dem orangefarbenen Fotokarton einen Kreis aus und kleben Sie ihn an den oberen Rand des Anhängers. In der Mitte eine Öse einsetzen und den Anhänger mit der Kordel am Header befestigen. Geben Sie nun die Flasche in die Pergamintüte und kleben Sie den Header an.

Material
Glasflasche, 100–150 ml
Stempelfarbe in Schwarz und Blau
Pergamintüte in Weiß, 12 cm x 18 cm
Tacker
Transparentpapierrest in Orange
Papierrest in Hellblau
Bordürenlocher: Sterne
Scrapbook-Papier in Natur, kariert
Buchstabenstempel
Nähmaschine und Nähgarn in Türkis
Klebebandrest
Scrapbook-Papier-Rest in Türkis mit Ranken
Fotokartonreste in Weiß und Orange
Kordelrest in Rot-Weiß
Stempel „für dich“
Ösen in Türkis und Silber
Ösenwerkzeug
Motivlocher: Kreis, ø ca. 2,2

Vorlage Seite 79

Duftmischung
120 Tropfen Bergamotte
120 Tropfen Grapefruit
40 Tropfen Jasmin in Jojobaöl 10:90
60 ml Alkohol 97 %ig
4 ml Glycerin

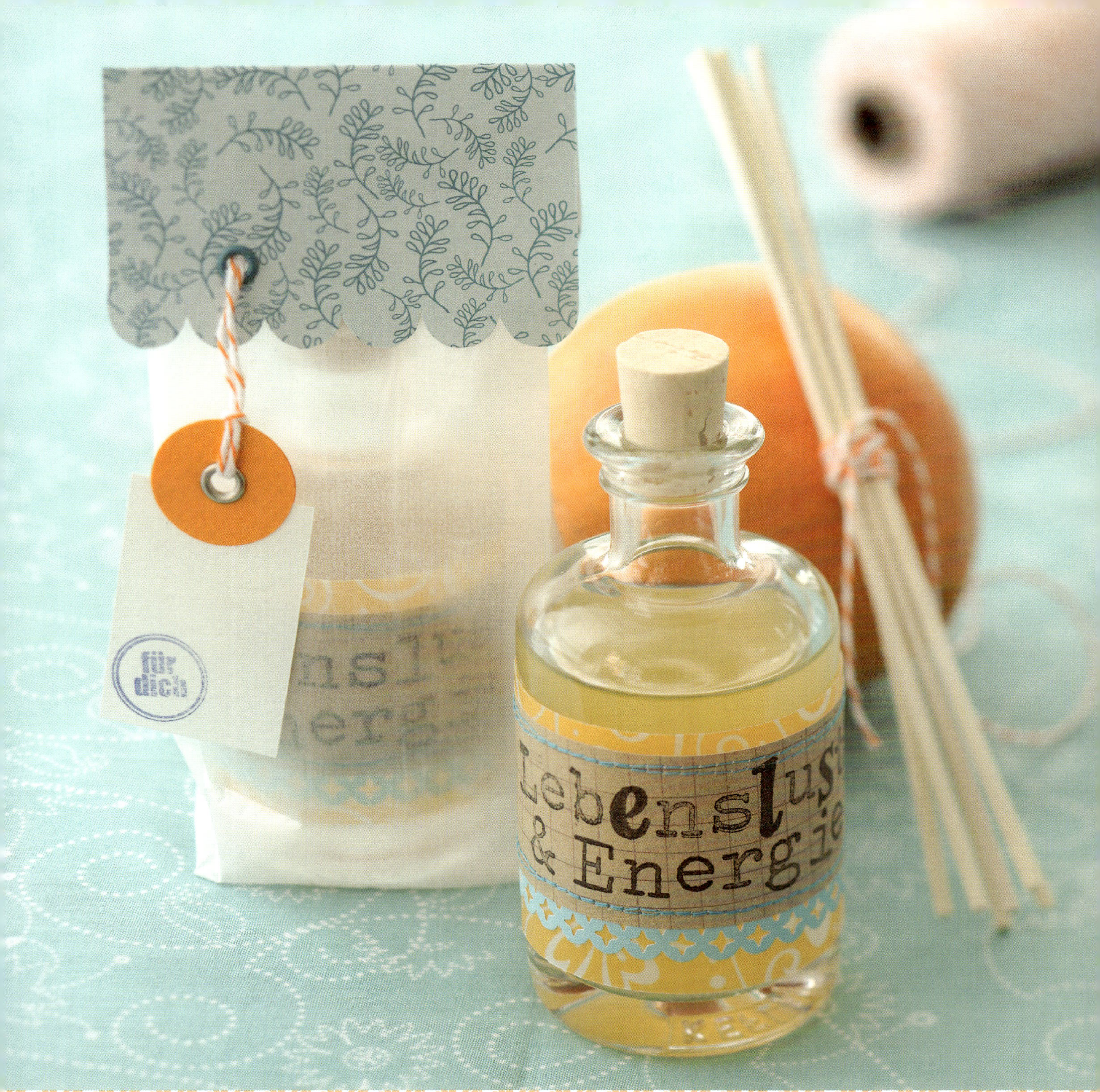
für dich
Lebenslust
& Energie

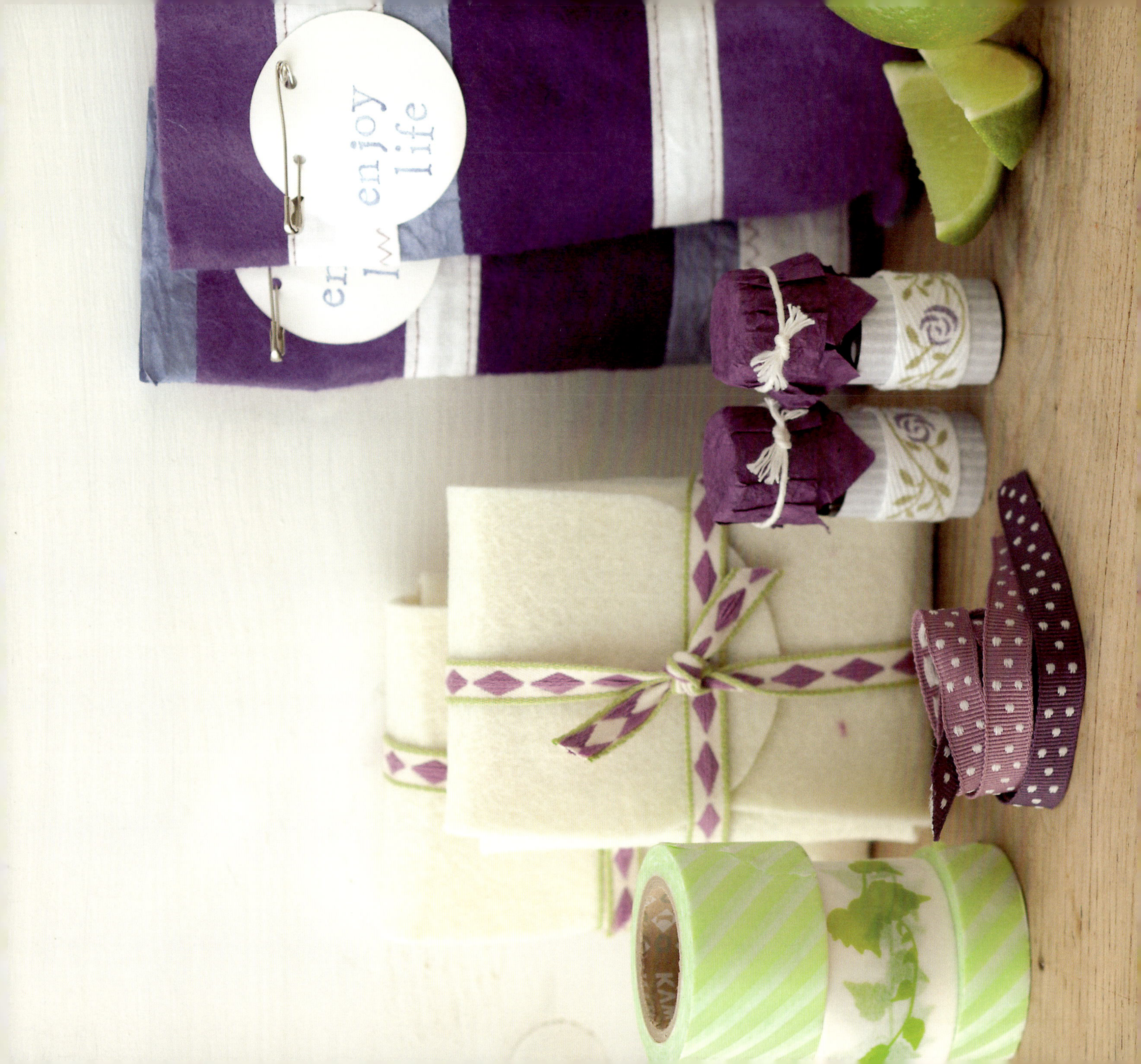
enjoy
life

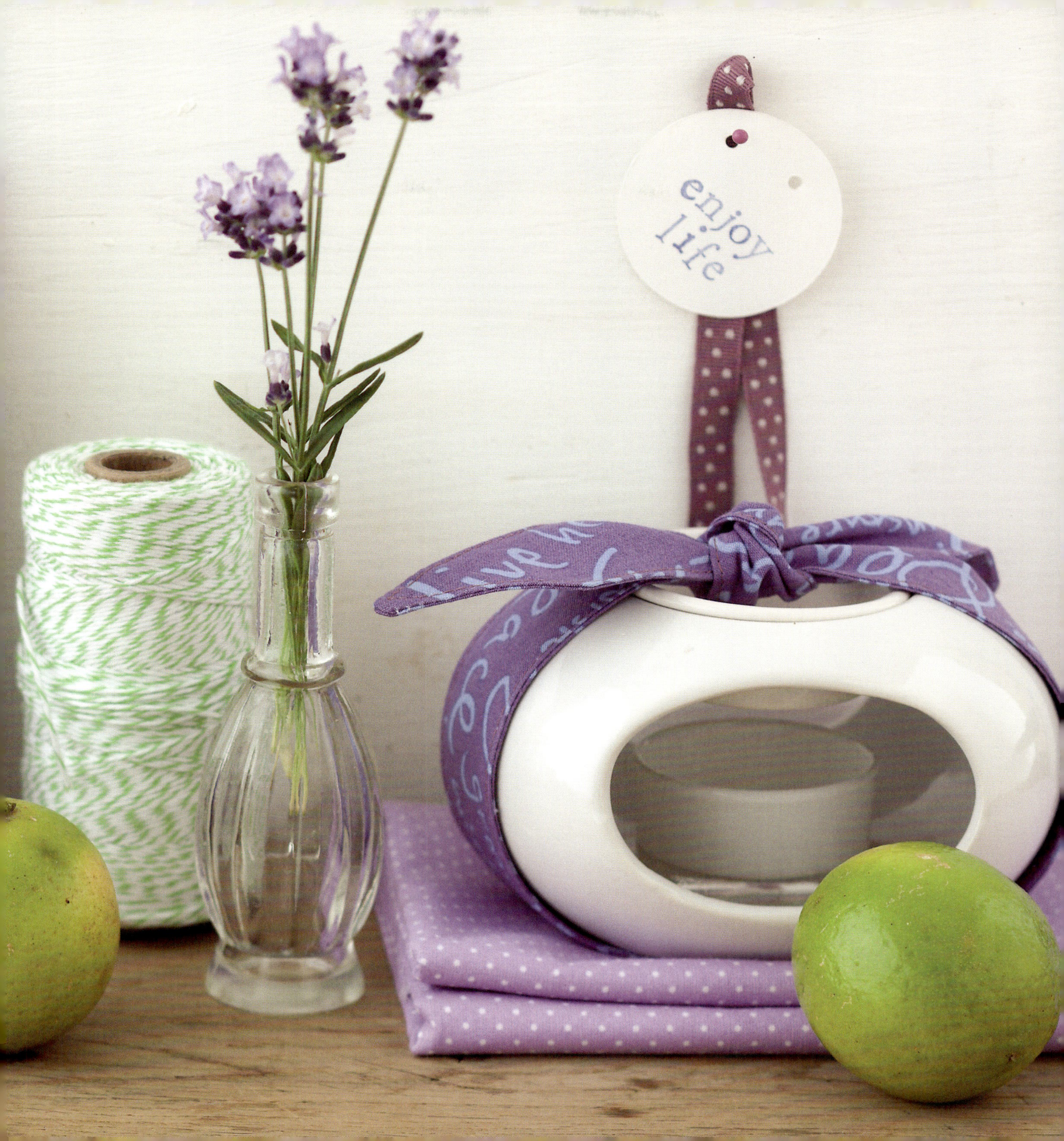
enjoy
life

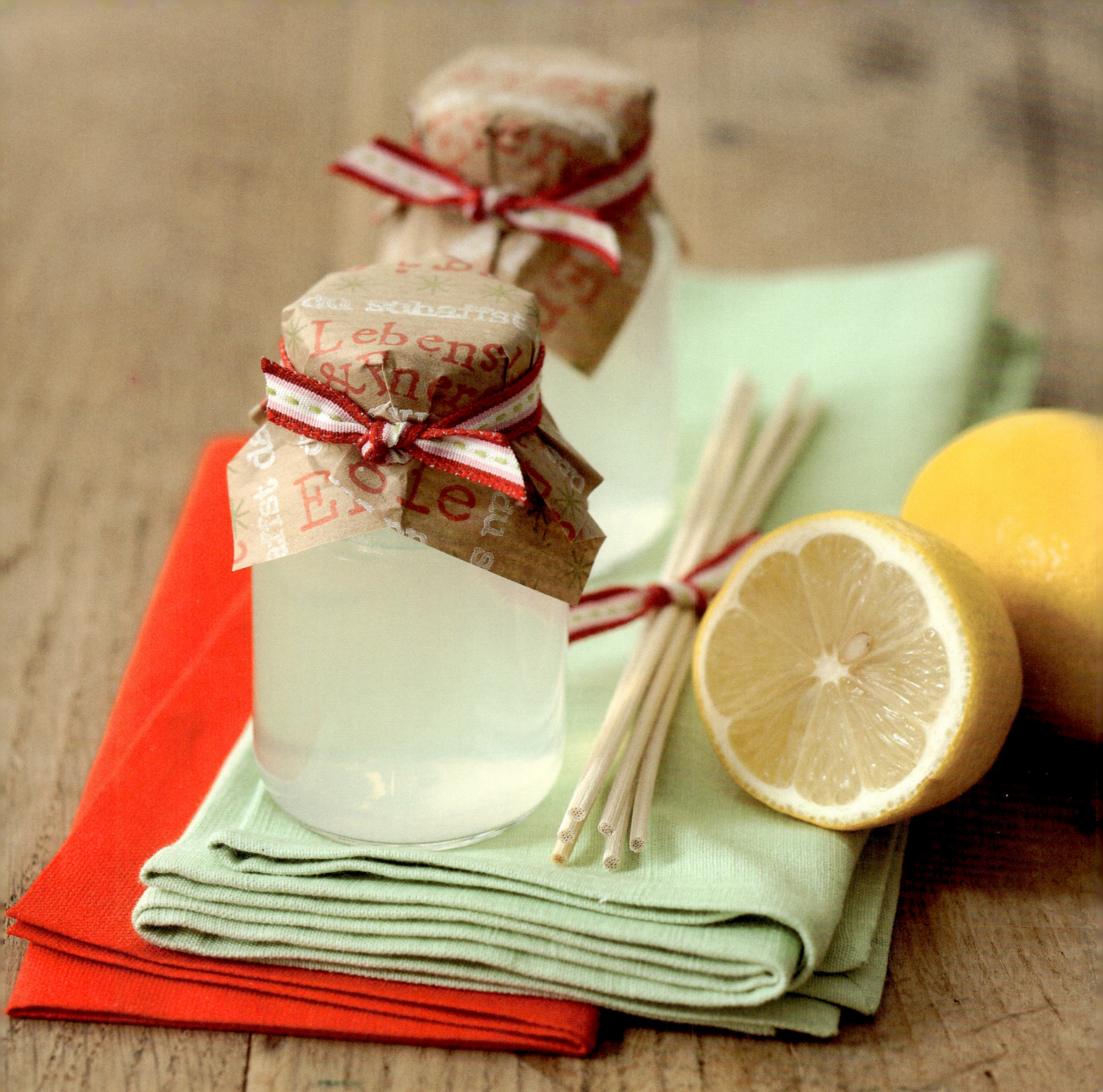

Auf in den Tag

Grapefruit-Zitrone-Mischung für den Diffuser

Duftmischung

Frisch und fruchtig beginnt dein Tag. Genieße die Sonne und lass die Freude in dein Herz.

Füllen Sie alle Zutaten in eine Glasflasche mit weiter Öffnung, vermengen Sie alles gut und stellen Sie ein paar Holzstäbchen hinein, damit sich der Duft besser verteilt.

Papierhaube

Stempeln Sie „du schaffst das“, „Lebenslust und Energie“ und kleine Sterne auf das Kraftpapier. Schneiden Sie daraus Quadrate in der Größe von circa 10 cm x 10 cm zu und decken Sie damit den Deckel der Flasche ab. Dann das Papier mit dem Dekoband festbinden.

Material

Glasflasche mit Schraubverschluss, ca. 100 ml
Kraftpapierrest
Buchstabenstempel
Stempel „du schaffst das“ und kleine Sterne
Stempelfarbe in Rot, Weiß und Grün
Dekoband in Rot-Weiß-Grün gestreift

Duftmischung

40 Tropfen Grapefruit
40 Tropfen Zitrone
40 Tropfen Mandarine rot
20 Tropfen Litsea cubeba
20 Tropfen Sandelholz
60 ml Alkohol 97 %ig
4 ml Glycerin

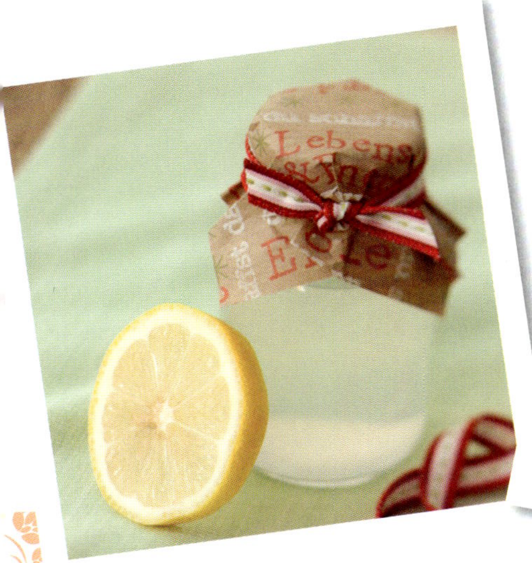

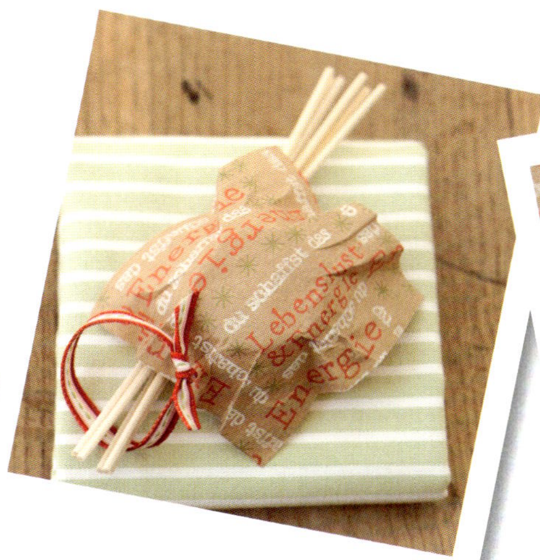

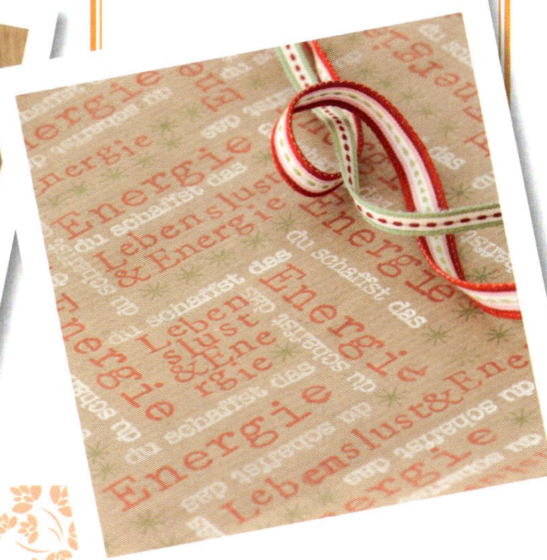

Abenteuerlust

Potpourri raffiniert in Szene gesetzt

Duftmischung
Frisch und klar wie ein kühler Wasserfall. Hab Mut für Neues!

Füllen Sie die ätherischen Öle in eine dunkle Glasflasche (5 ml). Einige Tropfen davon direkt auf das Potpourri träufeln oder auf einen Wattebausch geben und diesen unter dem Potpourri verstecken. Bei Bedarf wiederholen. Bitte beachten Sie, dass eine Raumbeduftung mit Potpourri nur begrenzt möglich ist.

Potpourri-Gläser
Kleben Sie das Masking Tape um die Braunglasflasche. Den Stempel „für dich“ auf das weiße Papier stempeln, ausschneiden und auf den Deckel der Flasche kleben.

Geben Sie die Potpourrimaterialien in das Einweckglas und verschießen Sie es. Zum Schluss binden Sie mit der Kordel die Flasche auf dem Deckel fest.

Material

- Braunglasflasche für ätherische Öle, 5 ml
- Einweckglas, ca. 250 ml
- Potpourri: z. B. getrocknete Rosenblüten, Holzscheiben, getrocknete Orangenscheiben
- Masking Tape mit Ranken, ca. 3 cm breit
- Papierrest in Weiß
- Stempel „für dich“
- Stempelfarbe in Grün
- Kordel in Weiß

Duftmischung

- 30 Tropfen Orange süß
- 20 Tropfen Limette
- 20 Tropfen Zitrone
- 10 Tropfen Rosmarin Ct. Cineol

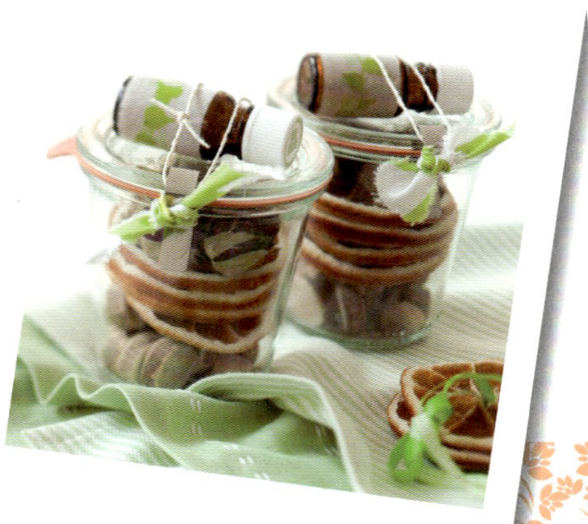

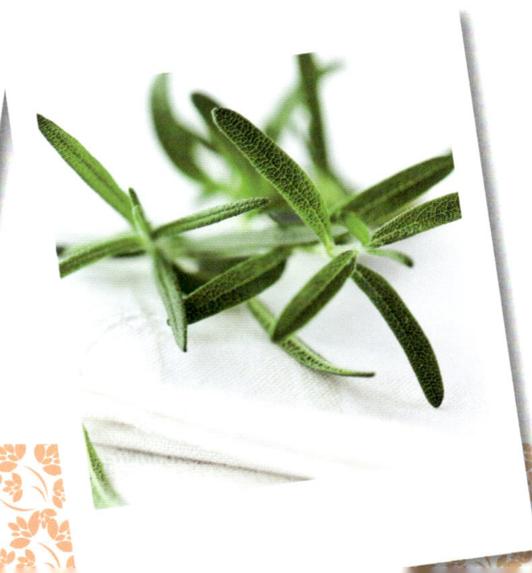

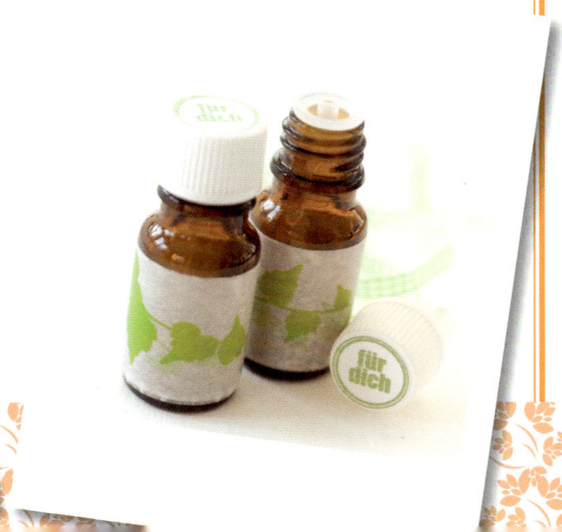

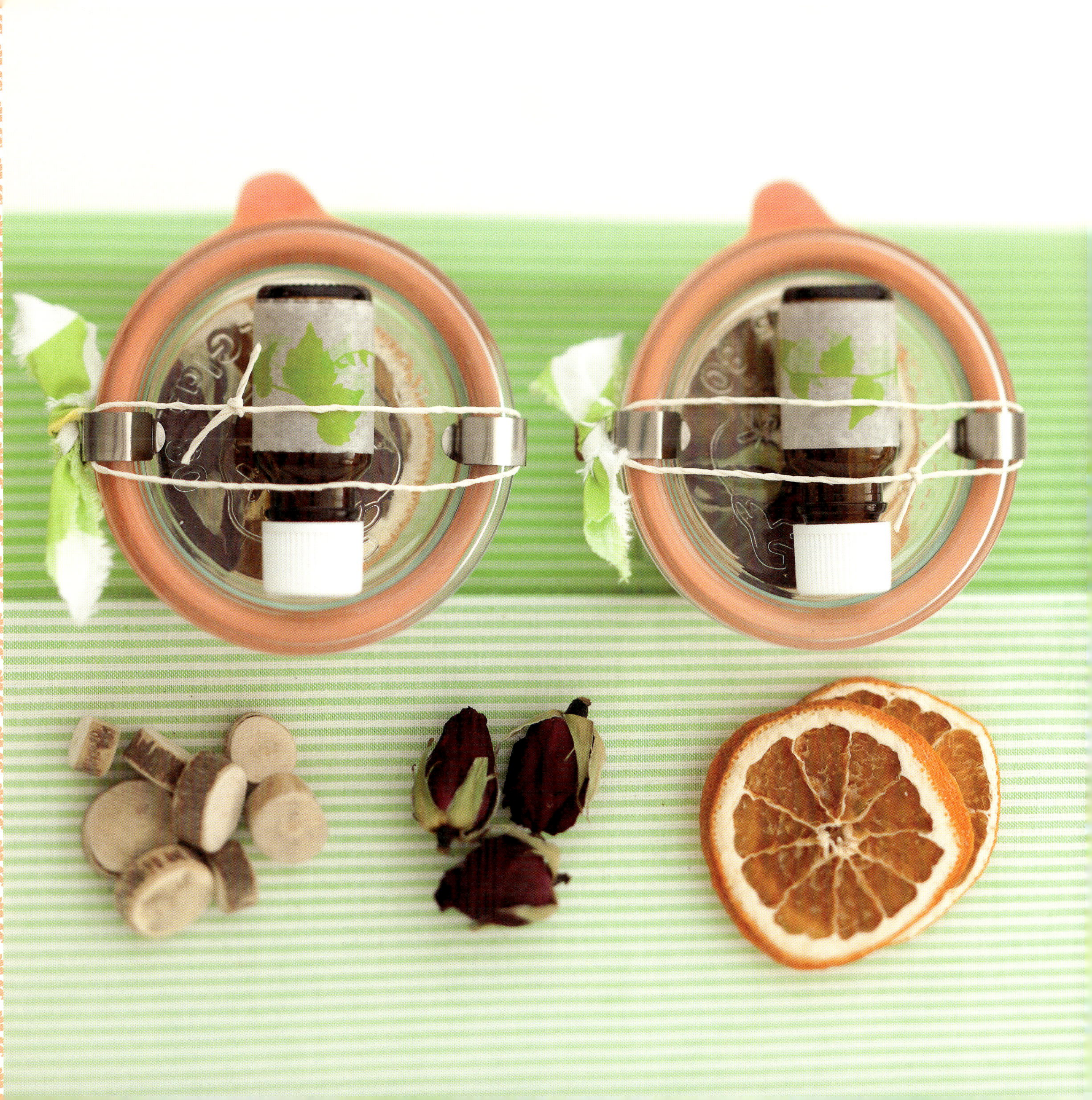

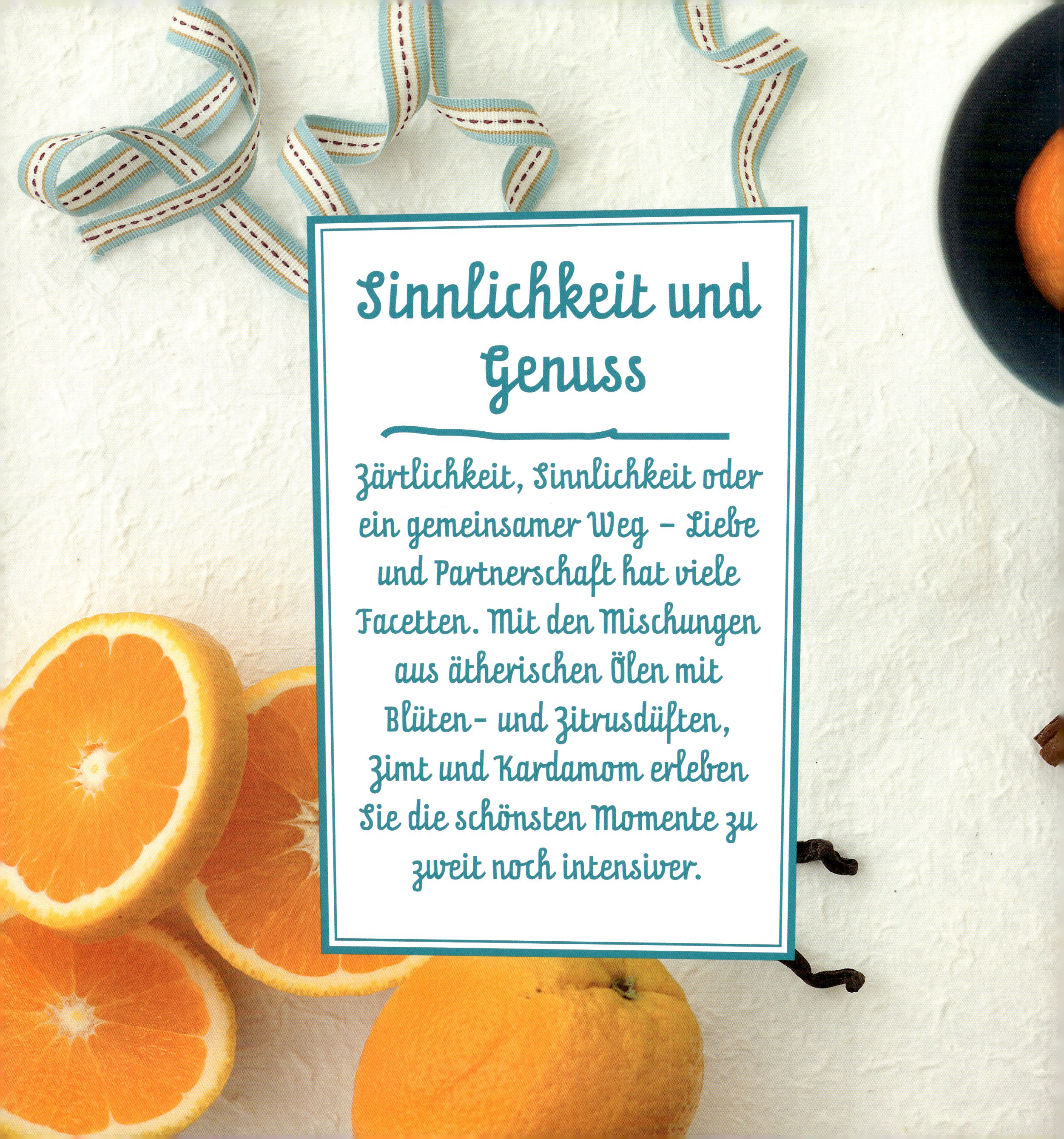

Sinnlichkeit und Genuss

Zärtlichkeit, Sinnlichkeit oder ein gemeinsamer Weg – Liebe und Partnerschaft hat viele Facetten. Mit den Mischungen aus ätherischen Ölen mit Blüten- und Zitrusdüften, Zimt und Kardamom erleben Sie die schönsten Momente zu zweit noch intensiver.

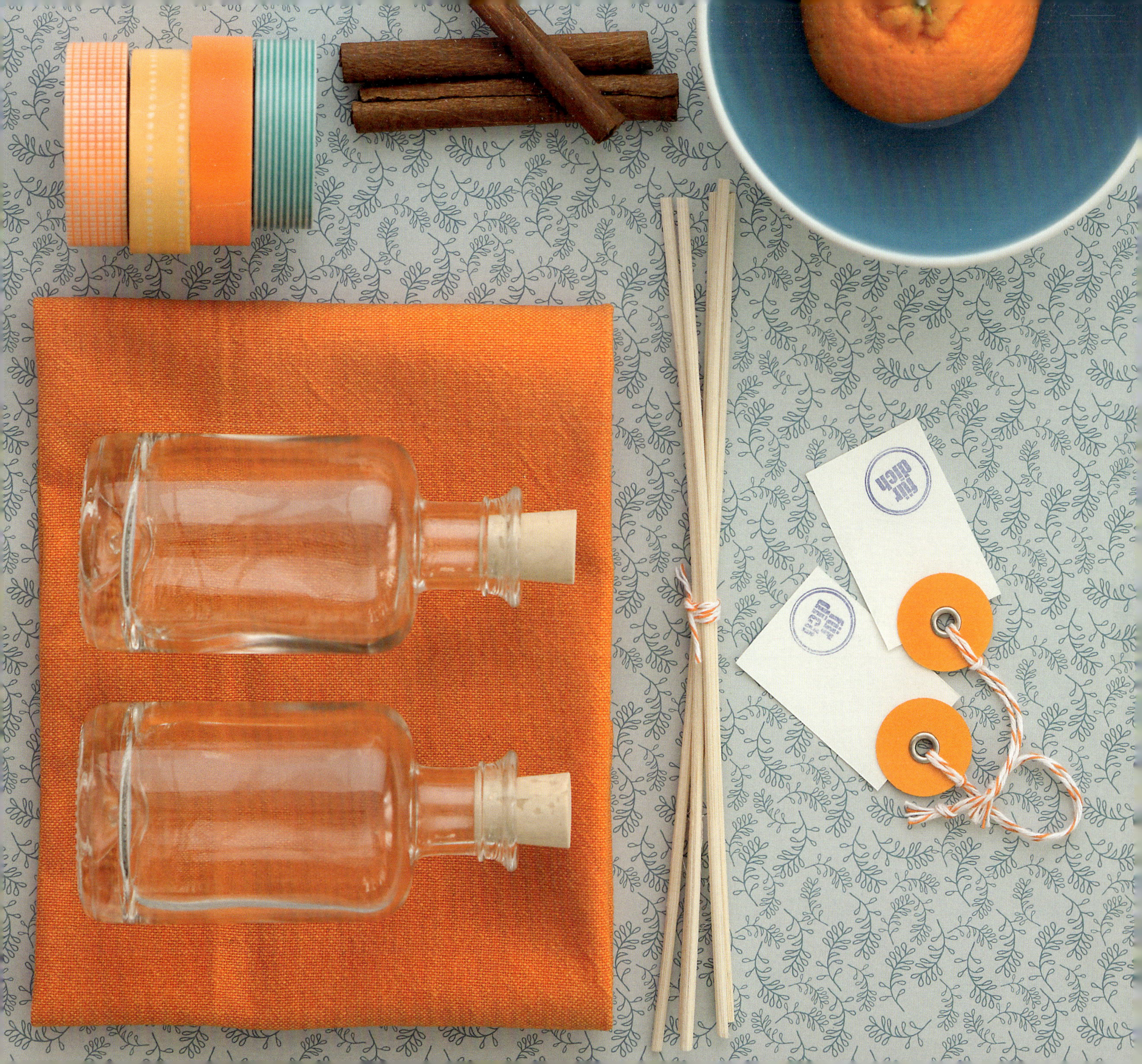
für dich

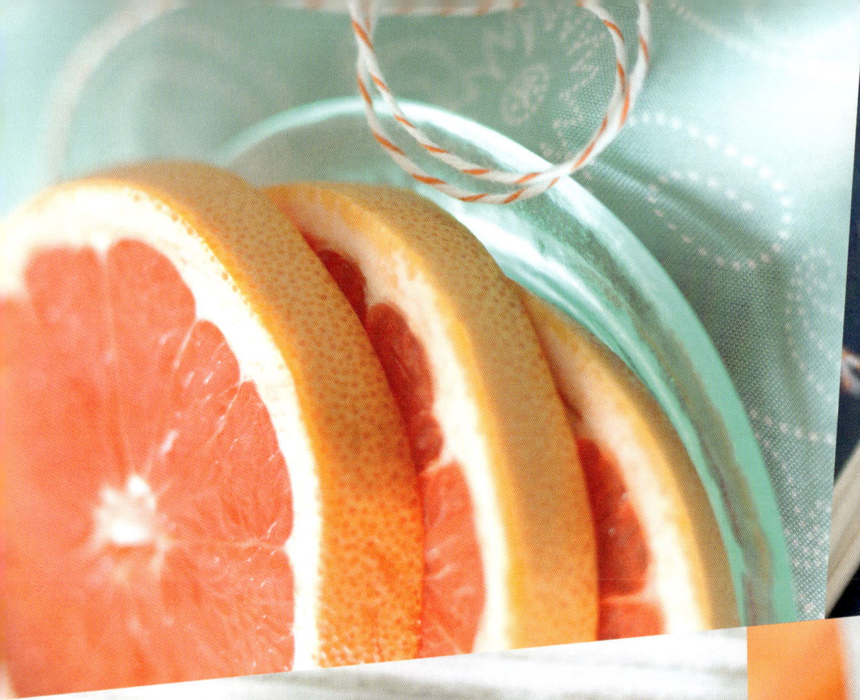

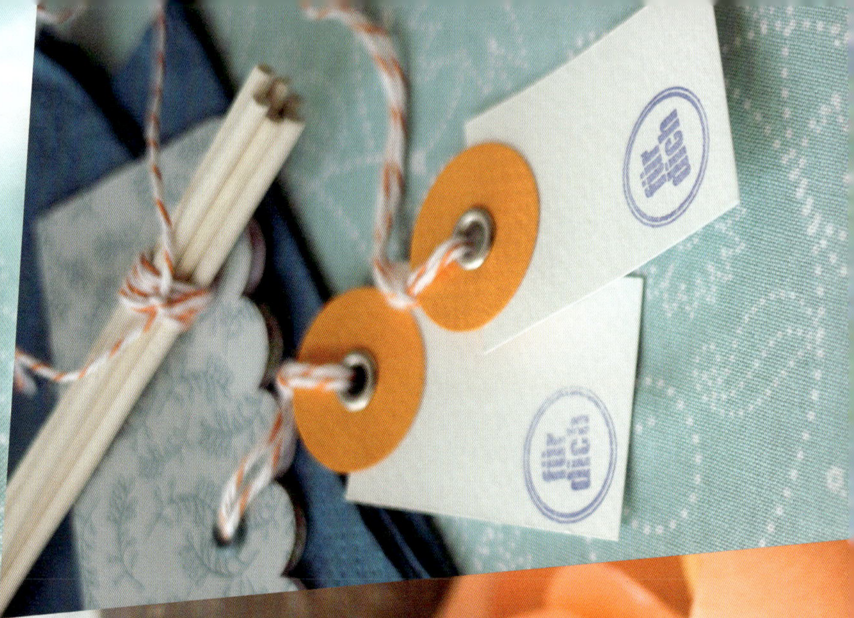
für dich
für dich

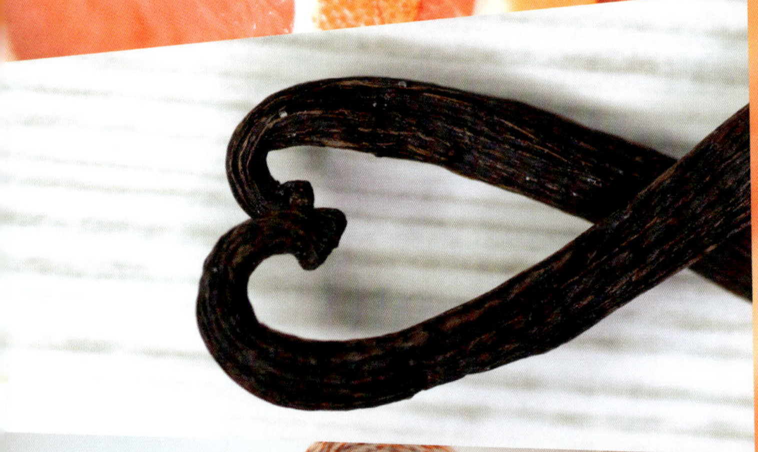

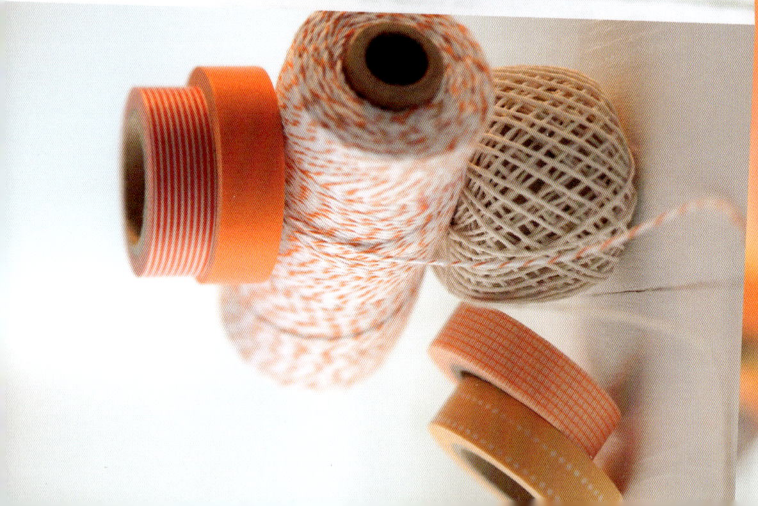

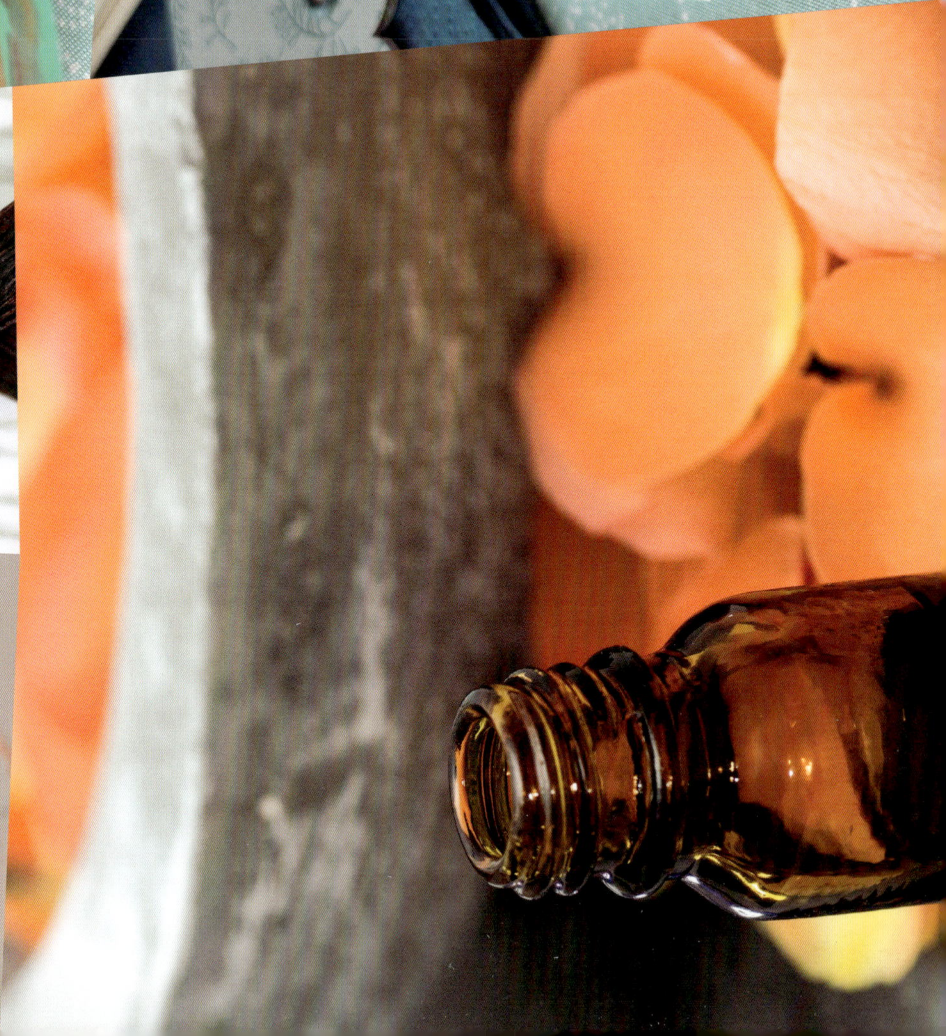

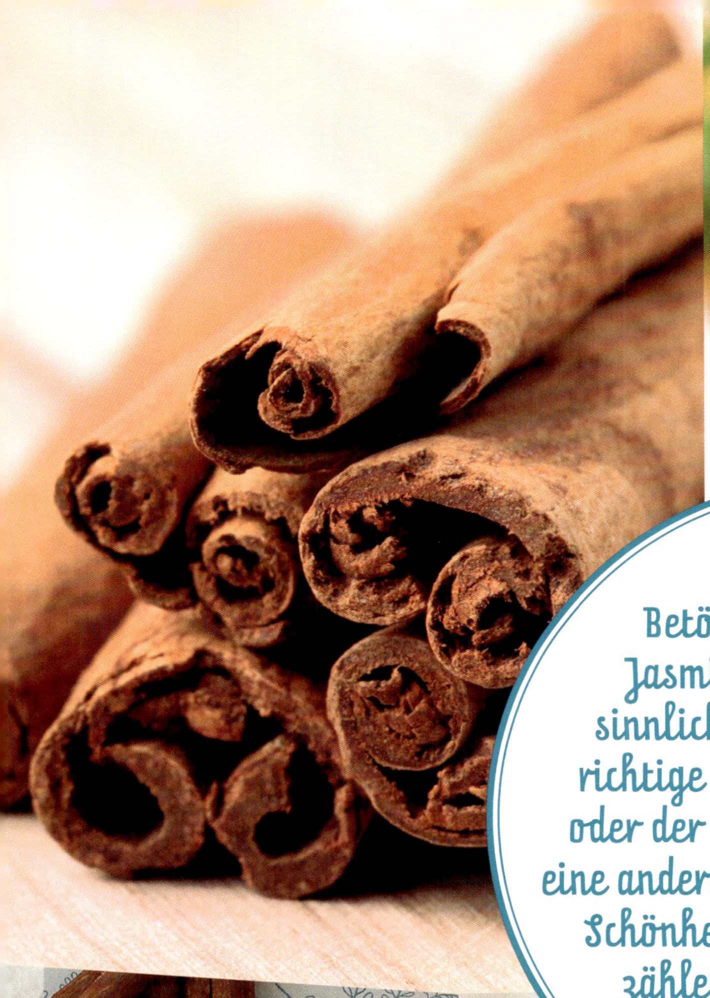

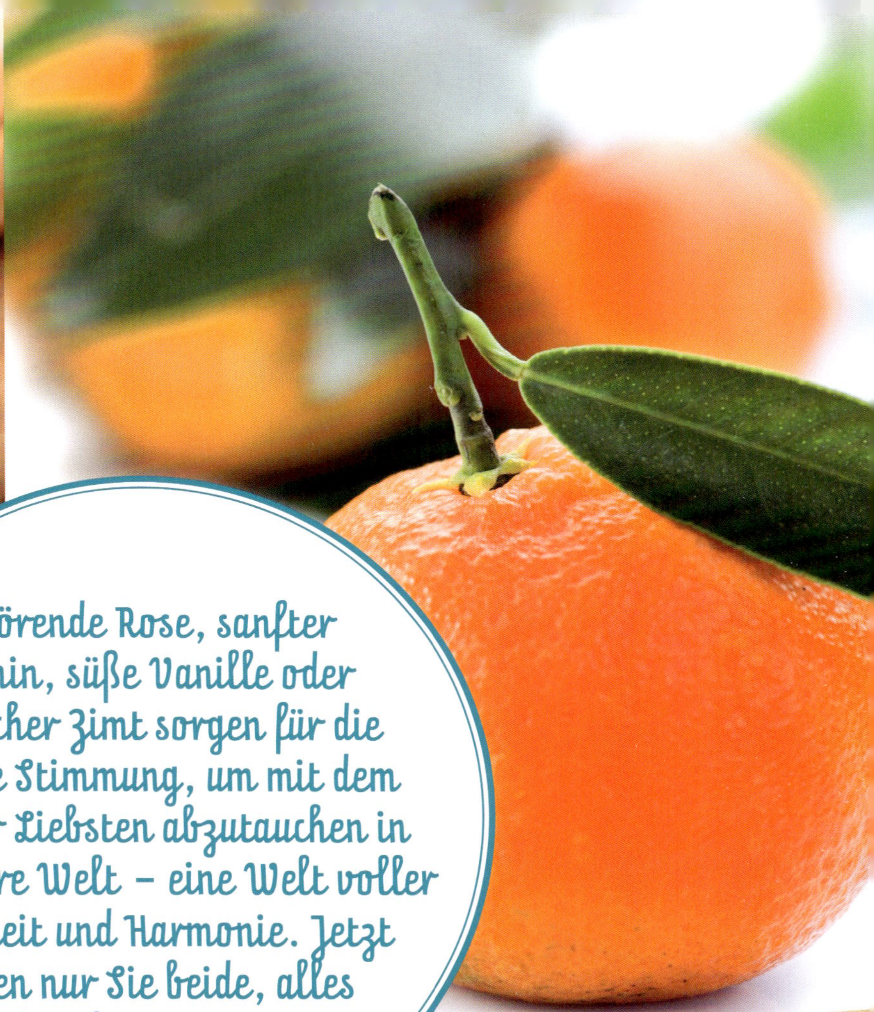

Betörende Rose, sanfter Jasmin, süße Vanille oder sinnlicher Zimt sorgen für die richtige Stimmung, um mit dem oder der Liebsten abzutauchen in eine andere Welt – eine Welt voller Schönheit und Harmonie. Jetzt zählen nur Sie beide, alles andere kann warten!

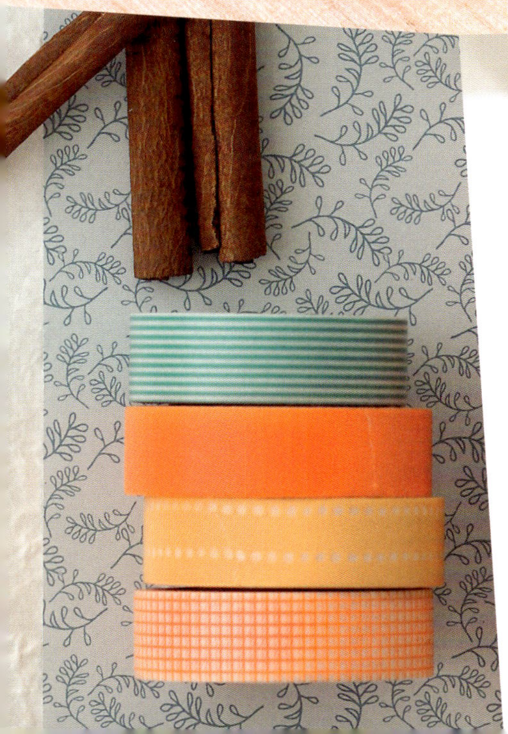

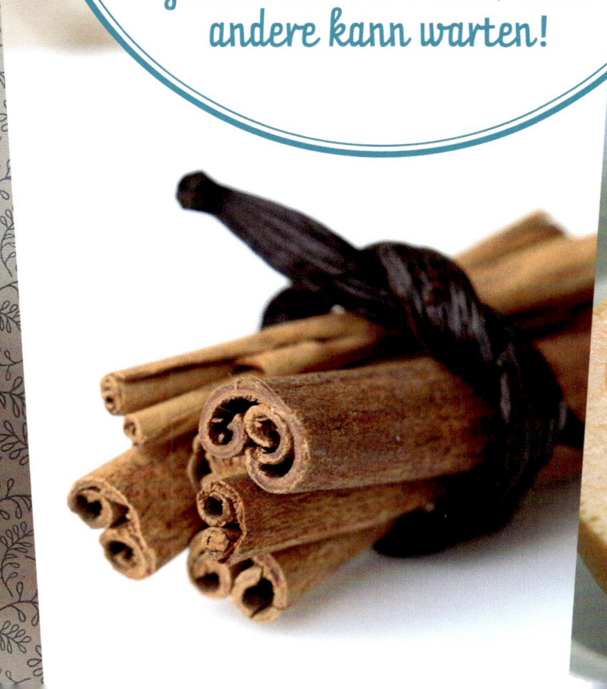

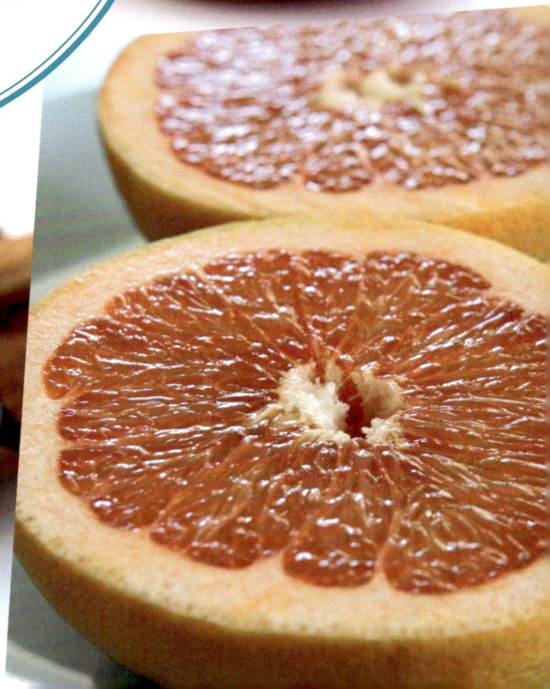

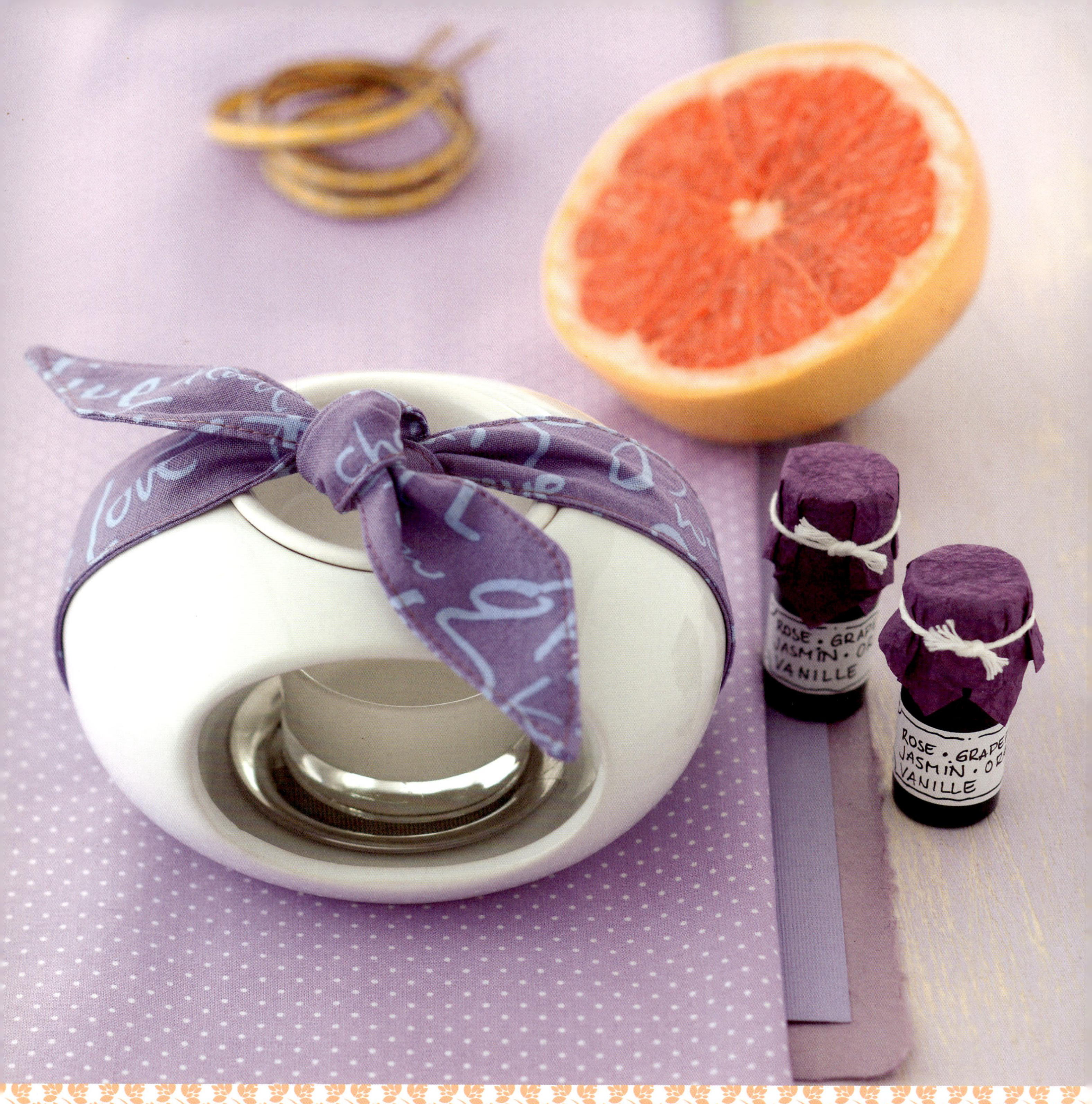
VANILLE

Kuschelstimmung

Sinnliche Mischung für die Duftlampe

Duftmischung

Wie eine sanfte Brise an einem warmen Sommerabend. Genuss für Momente zu zweit.

Füllen Sie die ätherischen Öle in eine dunkle Glasflasche (5 ml). Von der Mischung einige Tropfen (je nach Raumgröße fünf bis acht Tropfen) in eine mit Wasser gefüllte Duftlampe oder -schale träufeln.

Duftlampe mit Schleife

Schneiden Sie den Stoff in zwei Streifen der Größe 5 cm x 65 cm. Legen Sie die Streifen rechts auf rechts aufeinander und schrägen Sie die Enden ab. Dann die beiden Stofflagen zusammennähen und eine keine Öffnung zum Wenden lassen. Den Stoffstreifen wenden, bügeln und den Rand absteppen.

Schreiben Sie die Inhaltsstoffe des ätherischen Öls auf den Aufkleber und malen Sie einen Rahmen um den Text. Dann den Aufkleber auf die Flasche kleben.

Schneiden Sie aus dem handgeschöpften Papier ein circa 6 cm großes Quadrat aus, decken Sie damit den Deckel der Flasche ab und befestigen Sie das Papier mit der Kordel.

Material

- Braunglasflasche für ätherische Öle, 5 ml
- Duftlampe
- Stoff in Lila, ca. 15 cm x 70 cm
- Rest handgeschöpftes Papier in Lila
- Kordelrest in Weiß
- Aufkleber in Weiß, ca. 4,5 cm x 1,5 cm
- Nähmaschine

Duftmischung

- 20 Tropfen Orange süß
- 20 Tropfen Grapefruit
- 10 Tropfen Jasmin in Jojobaöl 10:90
- 10 Tropfen Rose in Jojobaöl 10:90
- 10 Tropfen Vanilleextrakt

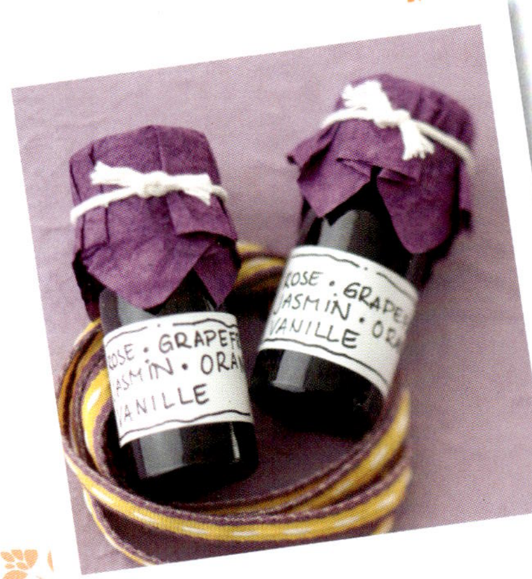

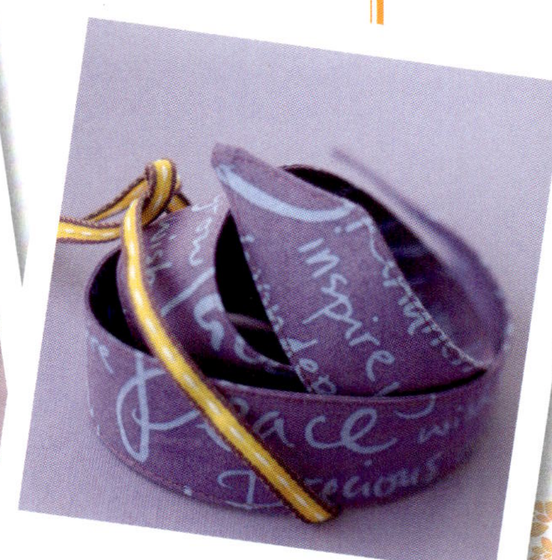

Die Welt vergessen

Raumspray mit Orange und Zimt

Duftmischung
Lasst alles hinter euch – ihr seid ganz Liebe und Wärme.

Füllen Sie alle Zutaten in eine dunkle Glasflasche (50 ml) mit Sprühaufsatz. Je nach Raumgröße zwei bis vier Sprühstöße in den Raum geben. Bei Bedarf wiederholen. Bitte achten Sie darauf, dass das Raumspray nicht mit einer offenen Flamme in Berührung kommt, es ist leicht entzündlich.

Patchwork-Säckchen
Filz, Baumwollstoff und handgeschöpftes Papier in unterschiedlich breite Streifen schneiden und zusammennähen, sodass ein Quadrat von circa 20 cm x 20 cm entsteht. Falten Sie das Quadrat in der Mitte – die Streifen verlaufen dabei horizontal und die rechte Seite zeigt nach innen – und schließen Sie die offene lange Seite und den Boden mit einer Naht. Die Tasche auf rechts wenden.

Nähen Sie für die Banderole der Flasche einige Streifen Stoff, Filz und Papier zusammen. Das entstandene Rechteck zu einem Ring zusammennähen, den man über die Flasche stülpen kann. Die Flasche in die Tasche geben.

Für den Anhänger aus dem Fotokarton einen Kreis mit circa 5 cm Durchmesser ausschneiden, „enjoy life" aufstempeln und den Kreis mit zwei Löchern versehen. Befestigen Sie den Anhänger am oberen Taschenrand mit der Sicherheitsnadel, die Sie durch die Löcher führen, und verschließen Sie dabei die Tasche.

Material
- Sprühflasche in Braun für ätherische Öle, 50 ml
- Bastelfilz in Lila
- Baumwollstoff in Weiß
- handgeschöpftes Papier in Lila und Blau
- Nähmaschine
- gebogene Sicherheitsnadel (Quiltbedarf)
- Fotokartonrest in Weiß
- Buchstabenstempel
- Stempelfarbe in Blau

Duftmischung
16 Tropfen Orange süß
8 Tropfen Limette
6 Tropfen Jasmin in Jojobaöl 10:90
4 Tropfen Zimt
45 ml Alkohol 97 %ig

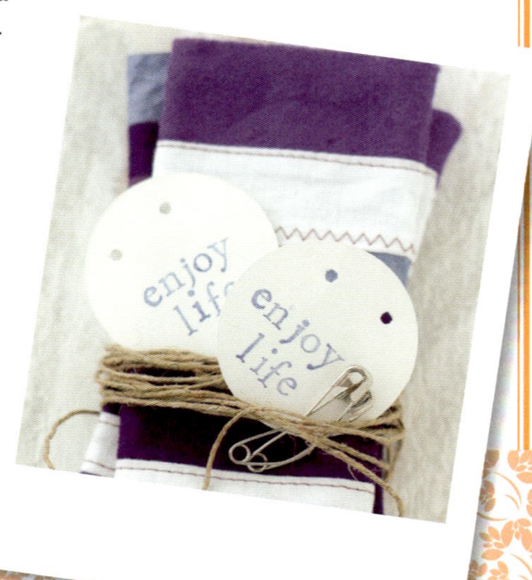

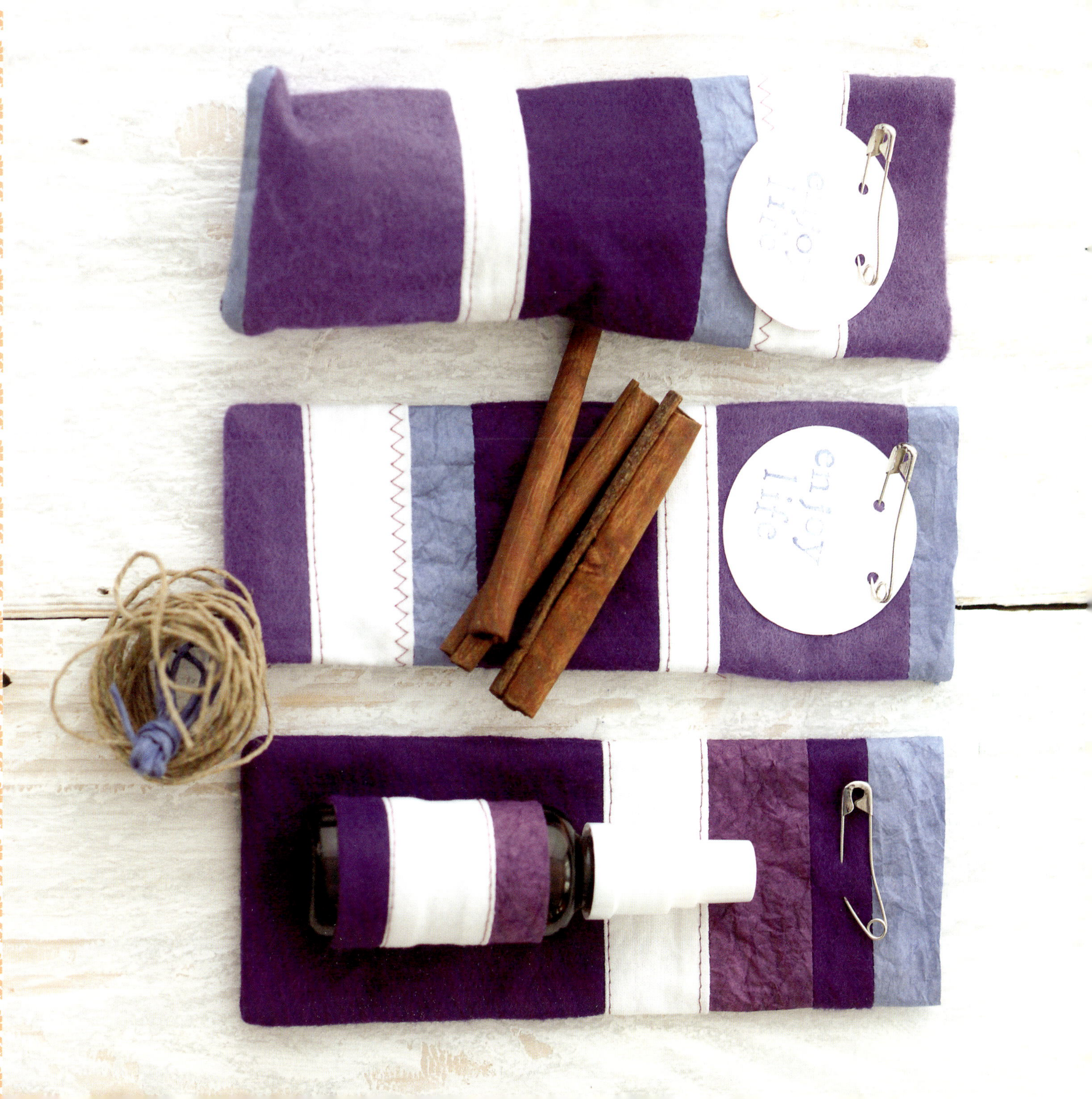
enjoy life
enjoy life

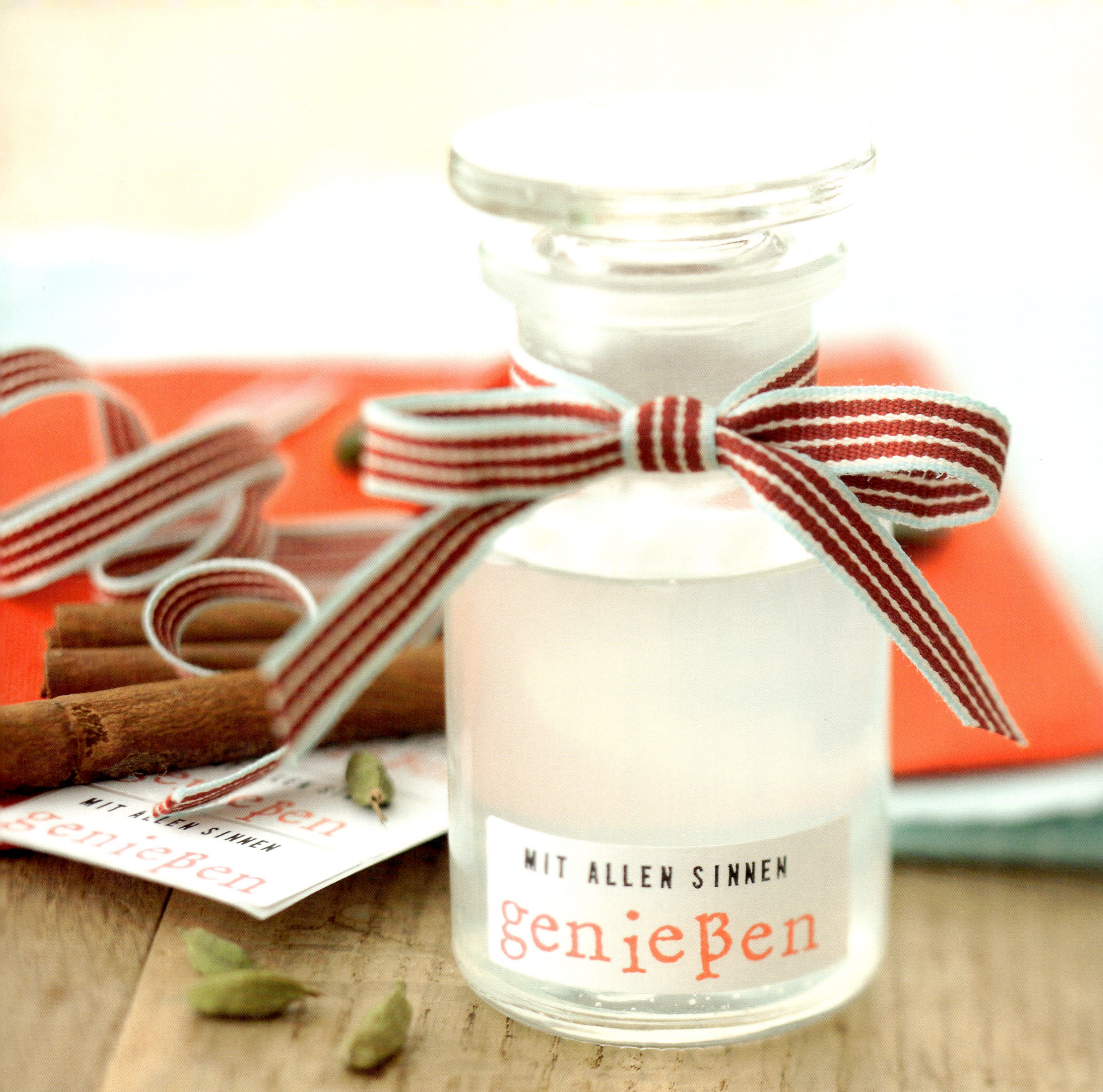
MIT ALLEN SINNEN
genießen
MIT ALLEN SINNEN
genießen

Nähe genießen

Rose-Kardamom-Mischung für den Diffuser

Material
Apothekerflasche, 100 ml
Dekoband in Rot-Weiß-Türkis gestreift
Aufkleber in Weiß, ca. 4,5 cm x 1,5 cm
Buchstabenstempel
Stempelfarbe in Schwarz und Rot

Duftmischung
70 Tropfen Rose persisch in Jojobaöl 10:90
50 Tropfen Neroli in Jojobaöl 10:90
40 Tropfen Kardamom
20 Tropfen Ylang Ylang
20 Tropfen Zimt
60 ml Alkohol 97 %ig
4 ml Glycerin

Duftmischung
Öffnet eure Herzen und genießt mit allen Sinnen.

Alle Zutaten in eine Glasflasche mit weiter Öffnung füllen, vermengen und ein paar Holzstäbchen hineinstellen, damit sich der Duft besser verteilt.

Apothekerflasche
Stempeln Sie den Text „Mit allen Sinnen genießen" in Rot und Schwarz auf den Aufkleber und kleben Sie ihn auf die Apothekerflasche. Dann das Dekoband um den Hals der Flasche wickeln und zur Schleife binden.

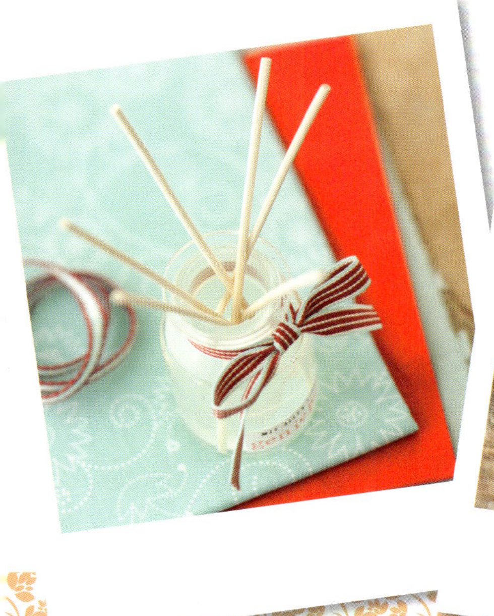

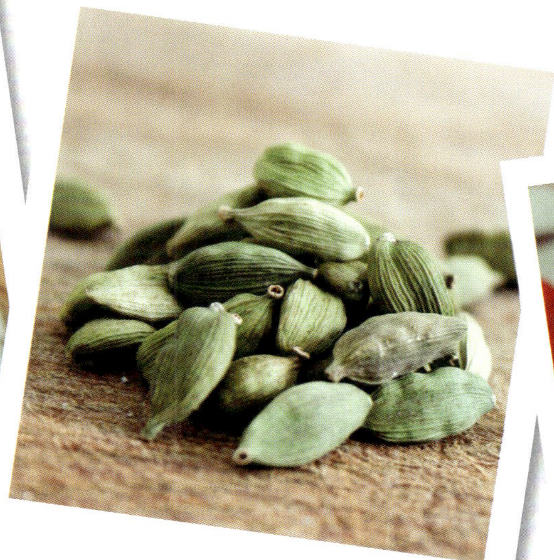

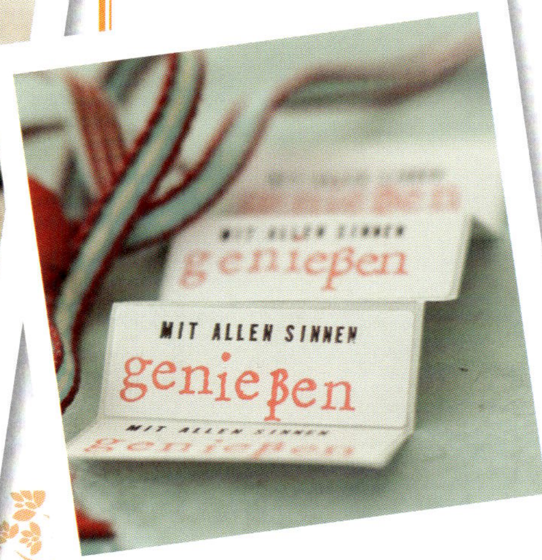

Hand in Hand

Duftstein mit Jasmin

Duftmischung

Gemeinsam und unzertrennlich geht ihr euren Zielen und Träumen entgegen.

Füllen Sie die ätherischen Öle in eine dunkle Glasflasche (5 ml) und geben Sie von der Mischung einige Tropfen auf den Duftstein. Bei Bedarf können Sie diesen Vorgang wiederholen.

Schachtel mit Duftsteinen

Formen Sie aus dem Soft-Ton vier kleine Kugeln in Pralinengröße und lassen Sie diese mehrere Tage an einem warmen Ort trocknen.

Schneiden Sie für die Schachtel aus dem Scrapbook-Papier zwei Seitenteile und ein Rechteck für den Boden (4 cm x 17 cm) zu. In eines der Seitenteile ein Fenster schneiden und mit der Windradfolie hinterkleben. Mit einem Falzbein die Falzlinien nachziehen, knicken und alles zu einer Schachtel zusammensetzen.

Schneiden Sie aus rotem Bastelkarton den Einsatz zu und mit dem Cutter die Löcher heraus. Die Falzlinien nachziehen und dann umknicken. Schieben Sie den Einsatz in die Schachtel und befestigen Sie ihn mit etwas Klebstoff am Boden. Die Tonkugeln in die Pralinenförmchen setzen und in die vier Löcher im Einsatz geben. Dann die Schachtel verschließen.

Kopieren Sie für den Anhänger die Vorlage mit dem Text auf den Fotokarton. Den Anhänger ausschneiden und lochen, dann mit der Paketkordel an der Schachtel befestigen.

Die Flasche können Sie mit einem circa 3 cm x 7 cm großen Rest Scrapbook-Papier umkleben und in die Tasche legen.

Material

Braunglasflasche für ätherische Öle, 5 ml
Soft-Ton, lufttrocknend
Bogen Scrapbook-Papier in Natur mit Blumen
Windradfolienrest in Transparent
Bastelkarton in Rot, A4
Cutter mit Schneideunterlage
Pralinenförmchen in Rot
Kopierer
Fotokarton in Weiß
Paketkordelrest in Natur

Vorlage Seite 77/78

Duftmischung

20 Tropfen Mandarine rot
20 Tropfen Bergamotte
10 Tropfen Rose
in Jojobaöl 10:90
10 Tropfen Jasmin
in Jojobaöl 10:90
10 Tropfen Sandelholz

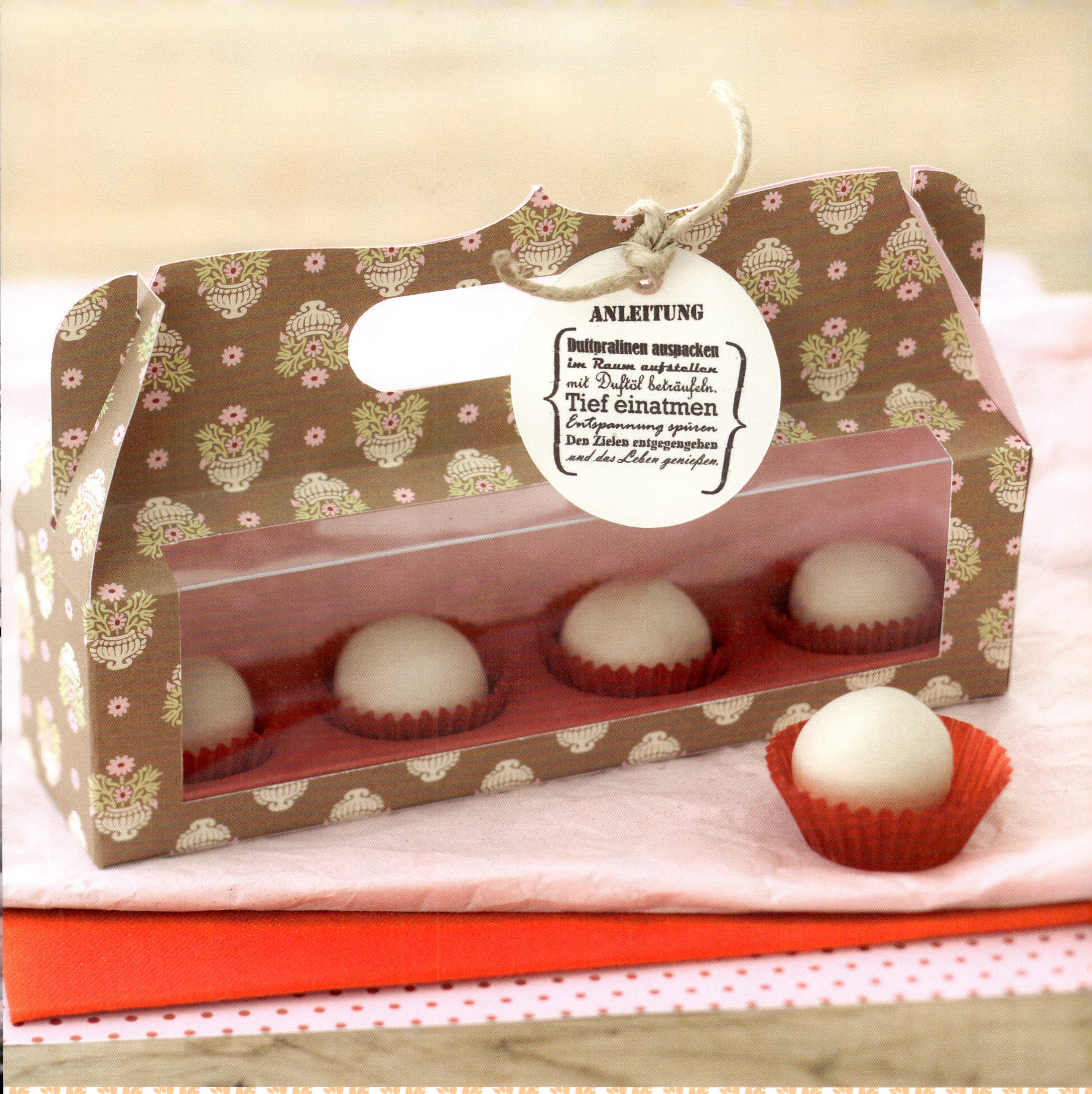
ANLEITUNG
Duftpralinen auspacken
im Raum aufstellen
mit Duftöl beträufeln.
Tief einatmen
Entspannung spüren
Den Zielen entgegengehen
und das Leben genießen.

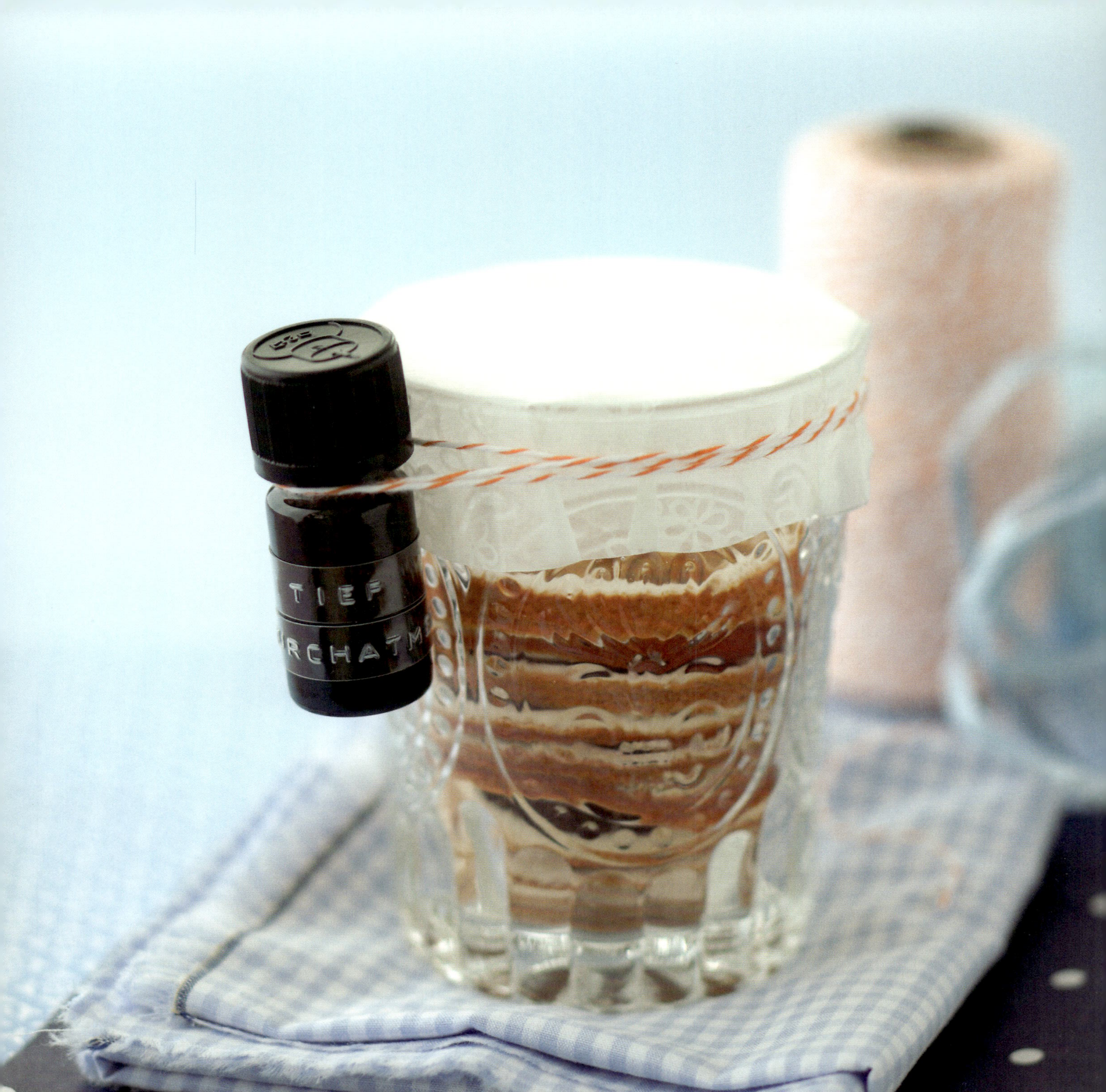
TIEF
RCHATM

Liebesmagie

Duftmischung für Verliebte

Duftmischung

Zwei Seelen begegnen sich auf wundersame Weise und werden eins.

Die ätherischen Öle in eine dunkle Glasflasche (5 ml) füllen. Einige Tropfen davon direkt auf das Potpourri träufeln oder auf einen Wattebausch geben und diesen unter dem Potpourri verstecken. Bei Bedarf wiederholen. Bitte beachten Sie, dass eine Raumbeduftung mit Potpourri nur begrenzt möglich ist.

Potpourri im Glas

Schneiden Sie aus der Windradfolie einen 1 cm breiten Streifen zu und prägen Sie mit dem Prägegerät den Text ein. Wickeln Sie die Prägefolie um die Braunglasflasche und befestigen Sie diese mit einem Stück Klebestreifen.

Schneiden Sie das doppelseitige Klebeband in circa 5 mm breite Streifen und kleben Sie diese an den oberen Rand des Glases. Schichten Sie dann die Orangenscheiben und die Rosenblüten im Glas auf.

Aus dem Pergaminpapier einem Kreis mit einem Durchmesser von circa 12 cm ausschneiden und damit das Glas verschließen. Das doppelseitige Klebeband hilft, dass das Papier nicht verrutscht. Wickeln Sie die Kordel um das Pergaminpapier und binden Sie damit die Flasche am Glas fest.

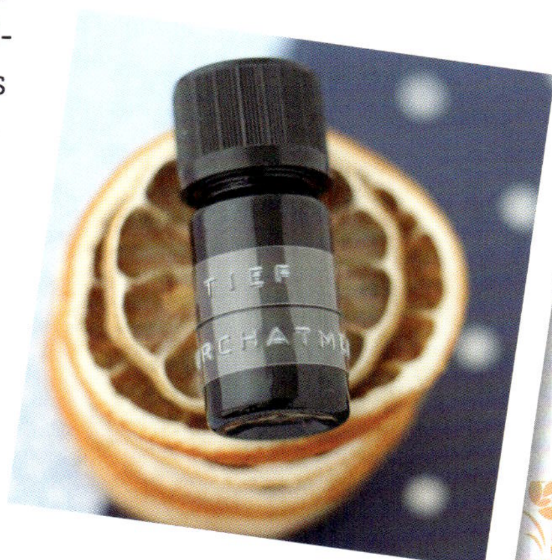

Material

Braunglasflasche für ätherische Öle, 5 ml
Windradfolienrest in Transparent
Prägegerät
Rest doppelseitiges Klebeband
dekoratives Trinkglas mit eingravierten Ornamenten
Potpourri: getrocknete Rosenblüten, getrocknete Orangenscheiben
Pergaminpapier mit Blumenmuster in Weiß, ca. 15 cm x 15 cm
Kordel in Orange-Weiß

Duftmischung

20 Tropfen Orange süß
20 Tropfen Grapefruit
10 Tropfen Vanilleextrakt
10 Tropfen Sandelholz
10 Tropfen Jasmin
in Jojobaöl 10:90

Faszination Düfte

Sie beruhigen, vitalisieren, erhöhen die Konzentration oder betören die Sinne. Ätherische Öle sind kostbare Pflanzenbestandteile, die in unterschiedlichen Pflanzenteilen eingelagert sind. Meist werden sie durch Wasserdampfdestillation gewonnen.

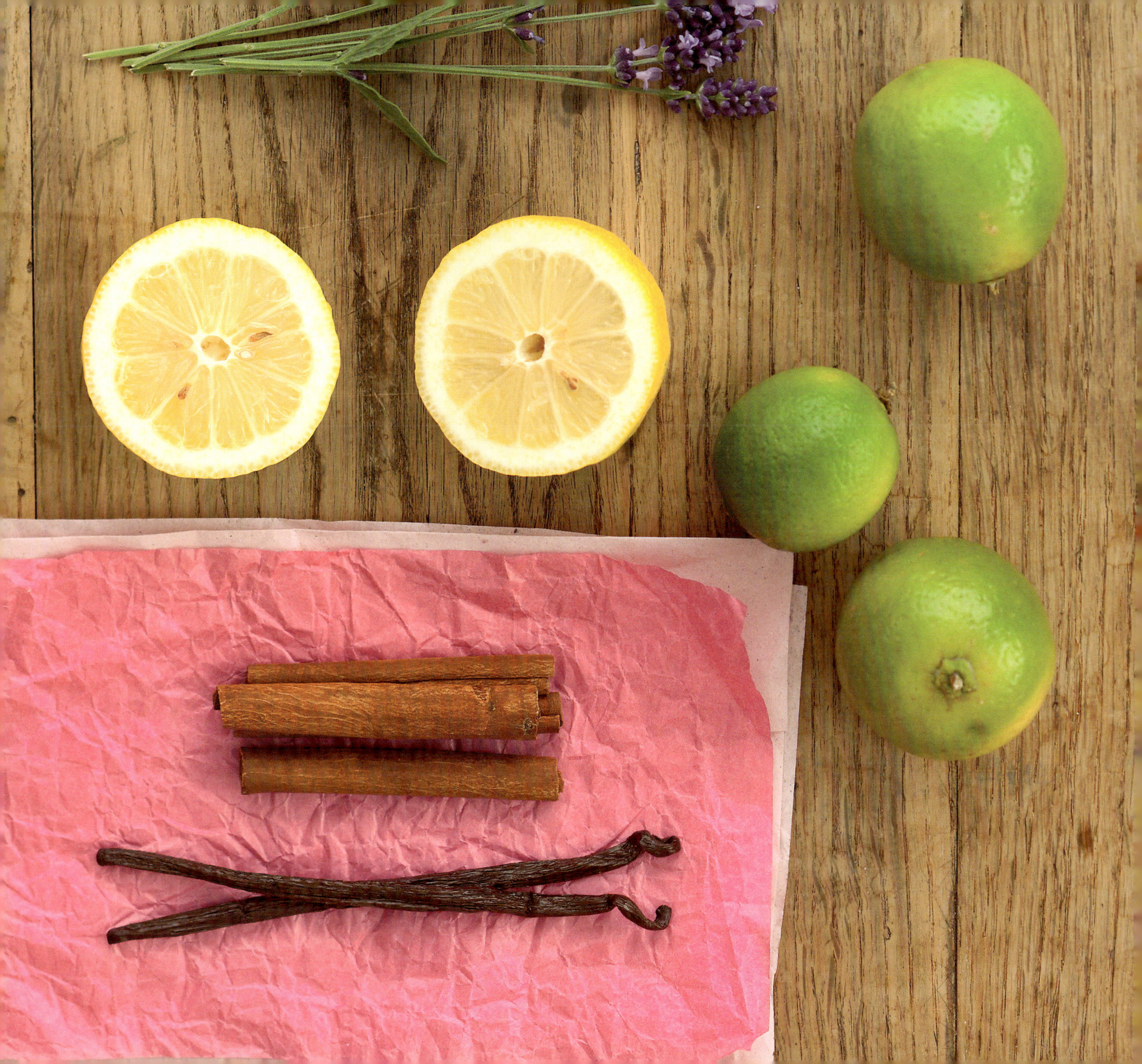

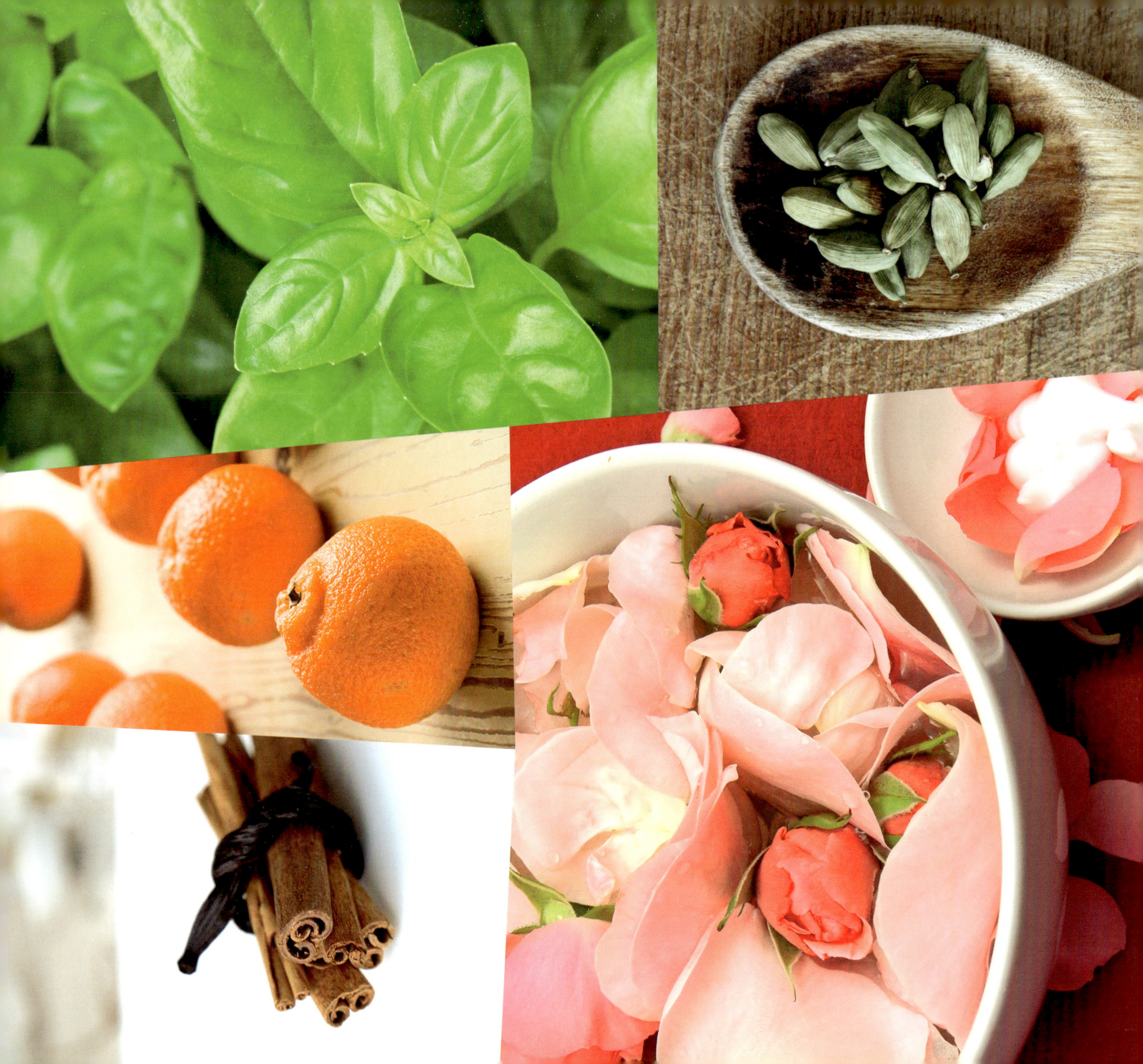

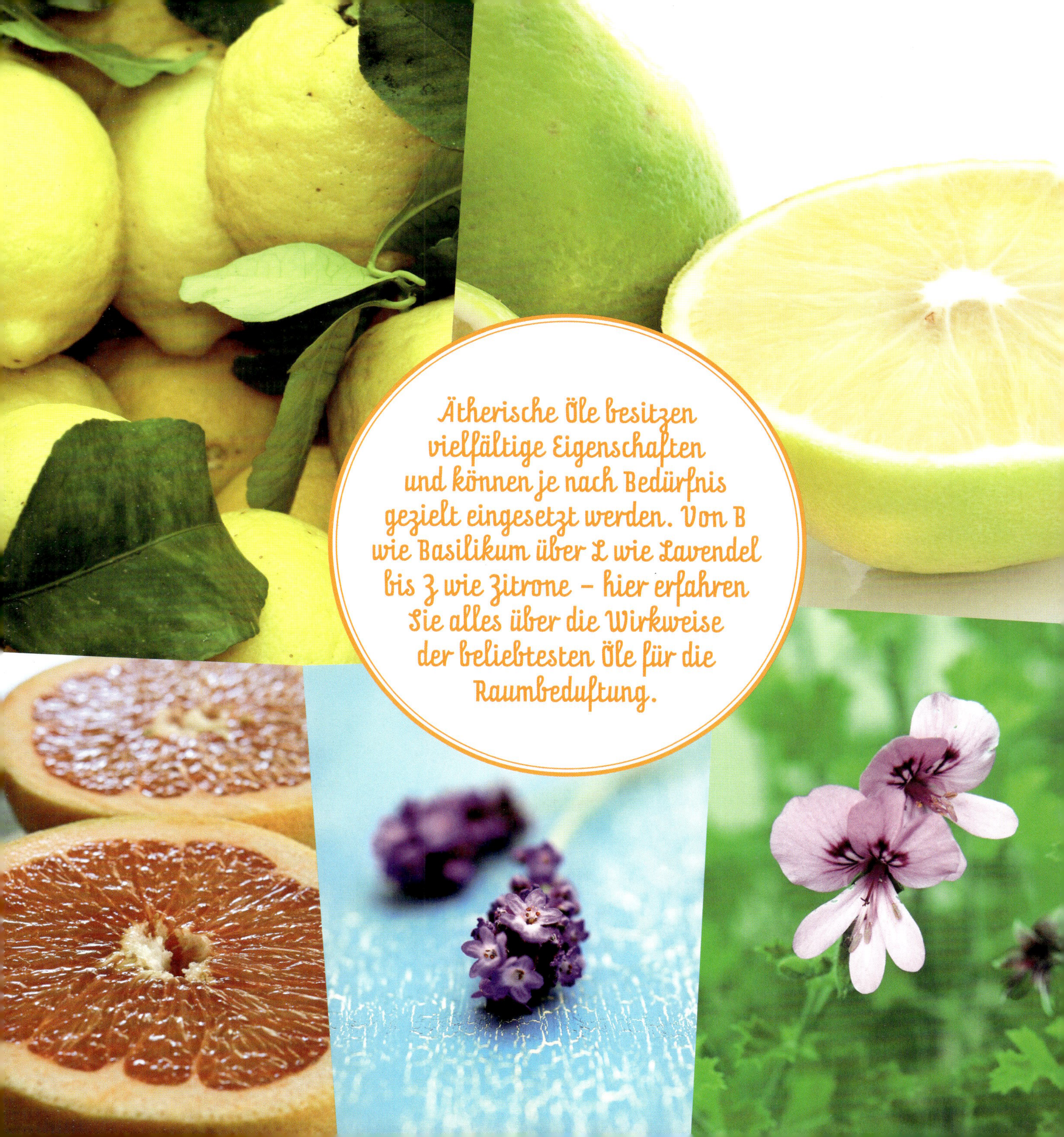

Ätherische Öle besitzen vielfältige Eigenschaften und können je nach Bedürfnis gezielt eingesetzt werden. Von B wie Basilikum über L wie Lavendel bis Z wie Zitrone – hier erfahren Sie alles über die Wirkweise der beliebtesten Öle für die Raumbeduftung.

Ätherische Öle

Wissenswertes

Die Raumbeduftung ist im Rahmen der Aromatherapie nur eine der vielen Möglichkeiten, ätherische Öle anzuwenden. Ätherische Öle werden seit Jahren in unterschiedlichen Bereichen sehr erfolgreich eingesetzt. Die Raumbeduftung hat nicht nur in private Räumlichkeiten Einzug gehalten, sondern u. a. auch in Kindergärten, Kliniken, Arztpraxen und Geschäften. In Studien hat man festgestellt, dass sich ein dezent bedufteter Raum überaus positiv auswirken kann. Im Arbeitsalltag kann er z. B. zur Erhöhung der Konzentration und der Kreativität beitragen oder ein angenehmes Gesprächsklima herstellen. Im privaten Bereich fördert er z. B. das Einschlafen.

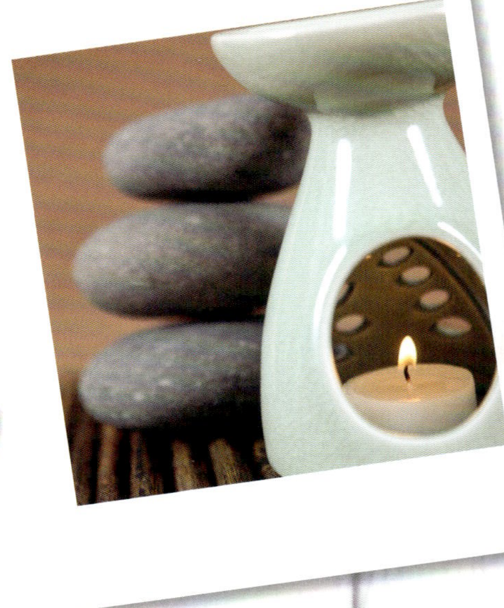

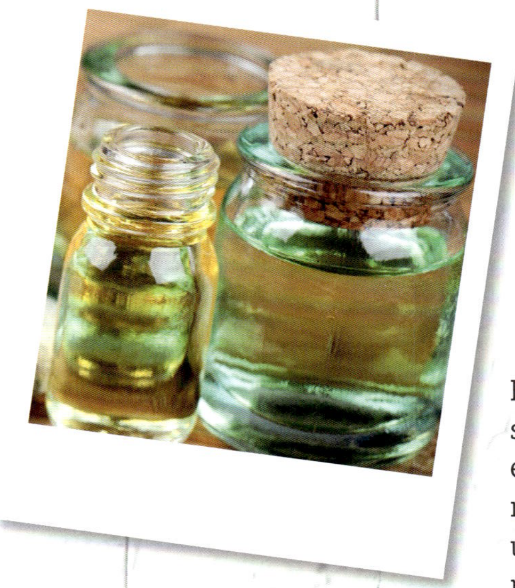

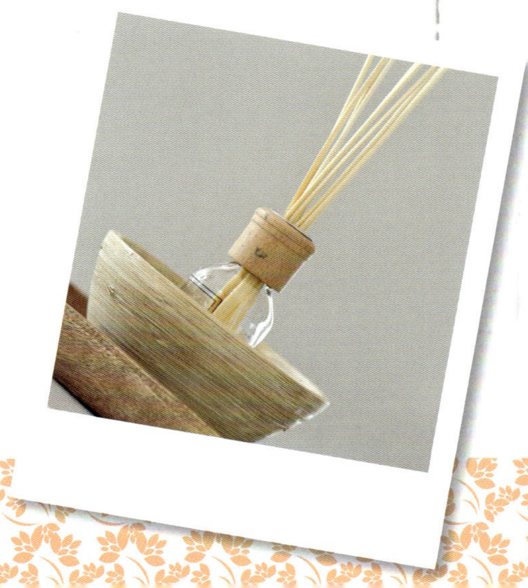

Bevor nun eine Auswahl an ätherischen Ölen vorgestellt wird, noch ein paar Worte dazu, wie zu 100 % naturreine ätherische Öle gewonnen und hergestellt werden. Viele Faktoren und Umstände beeinflussen das Endprodukt: das Klima, die Bodenbeschaffenheit, die Auswahl der richtigen Pflanze, der Umgang mit der Pflanze, der richtige Erntezeitpunkt und natürlich die richtige Weiterverarbeitung bzw. Vorbereitung der Pflanze auf das geeignete Verfahren, mit dem das ätherische Öl gewonnen werden soll. Das ätherische Öl kann in verschiedenen Pflanzenteilen eingelagert sein:

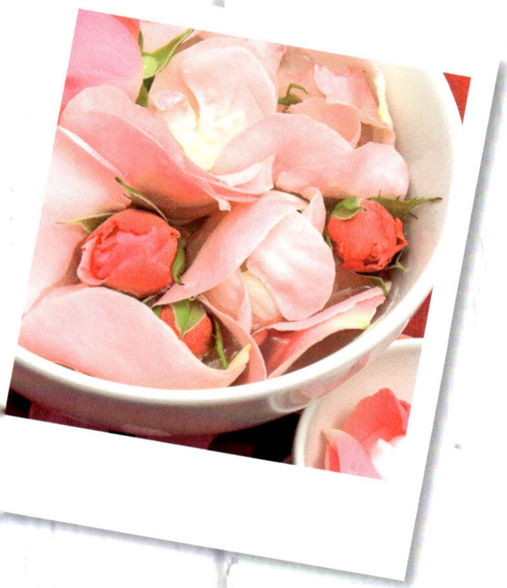

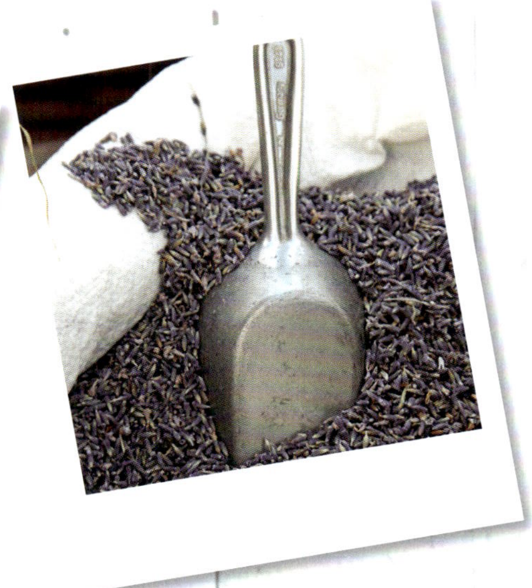

- im Harz/Balsam, z. B. bei Benzoe (Styrax tonkinensis), Weihrauch (Boswellia sacra), Myrrhe (Commiphora myrrha)
- in der Rinde, z. B. bei Zimt (Cinnamomum zeylanicum)
- in den Blütenknospen, z. B. bei Gewürznelken (Syzygium aromaticum)
- in Gräsern, z. B. Lemongrass (Cymbopogon citratus)

- in der Wurzel/im Rhizom, z. B. bei Vetiver (Vetiveria zizanioides), Angelika (Angelika archangelica), Iris (Iris x germanica)
- in den Blättern, z. B. bei Petit Grain (Citrus aurantium), Rosengeranie (Pelargonium graveolens)
- in den Blüten, z. B. bei Rosen (Rosa x damascena), Neroli (Citrus aurantium), Ylang Ylang (Cananga odorata)
- im Holz/in den Zweigen, z. B. bei Sandelholz (Santalum album)
- in der Fruchtschale, z. B. bei Zitrusfrüchten (Citrus sinensis, Citrus limon)
- im Kraut bzw. in der ganzen Pflanze, z. B. bei Rosmarin (Rosmarinus officinalis), Basilikum (Ocimum basilicum)

- in den Nadeln, z. B. bei Kiefer (Pinus spp.), Tanne (Abies spp.)
- in den Früchten/Beeren, z. B. bei Wacholder (Juniperus communis), Pfeffer (Piper nigrum)
- in den Früchten/Samen, z. B. bei Koriander (Coriandrum sativum), Kardamom (Elettaria cardamomum), Fenchel (Foeniculum vulgare)

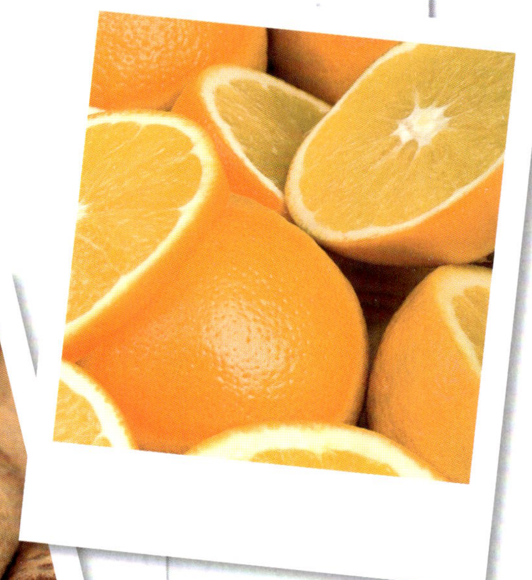

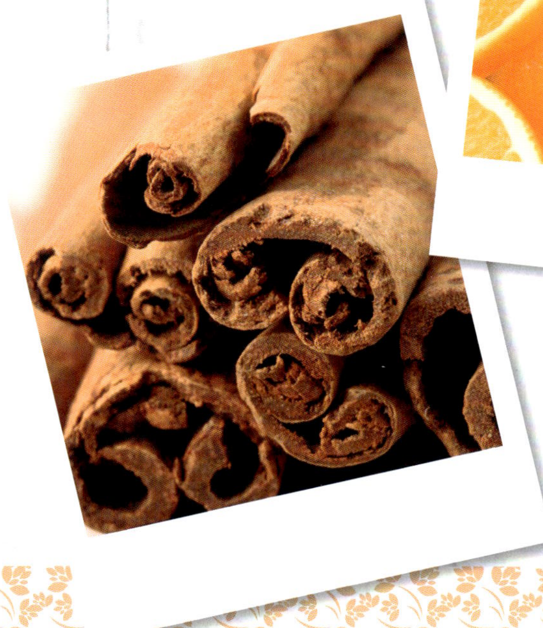

Warum enthalten Pflanzen ätherische Öle?

Ätherische Öle verleihen den Pflanzen ihren charakteristischen Duft und natürlich auch den Geschmack. Was wäre z. B. ein Basilikum ohne diese beiden typischen Merkmale? Außerdem beugen ätherische Öle dem Tierfraß vor, indem sie Pflanzen bitter und ungenießbar schmecken lassen können. Der Duft von ätherischen Ölen dient den Pflanzen auch dazu, für die Bestäubung Bienen und andere nützliche Insekten anzulocken. Ätherische Öle stellen eine Art Hausapotheke für die Pflanzen dar, die sie gegen mögliche Krankheiten schützt.

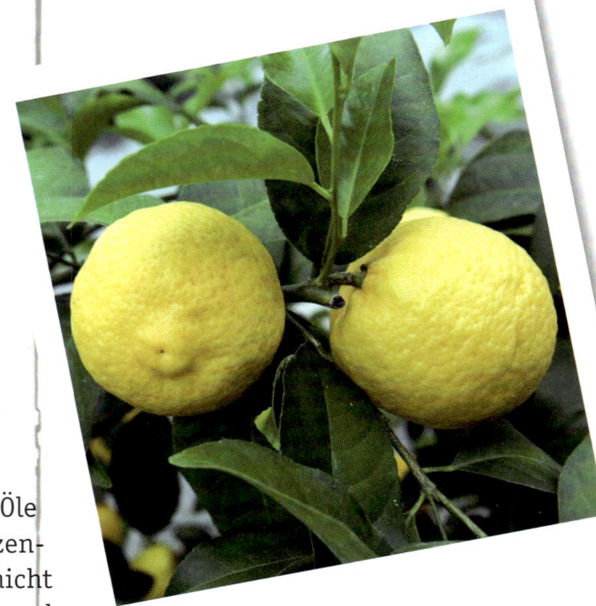

Gewinnungsarten

Da sich die ätherischen Öle in verschiedenen Pflanzenteilen befinden, ist es nicht verwunderlich, dass sie auch unterschiedliche Gewinnungsarten erfordern.

Pressung

Diese Art der Ölgewinnung wird bei Zitrusfrüchten angewendet, denn hier lagern die ätherischen Öle in der Fruchtschale (die Öldrüsen sind mit bloßem Auge leicht erkennbar).

Variante 1: Nachdem die Fruchtschale gewaschen wurde, werden die Früchte auf einem Förderband mit kleinen Nadeln weitergeleitet. Die hier austretende Flüssigkeit wird aufgefangen, gefiltert und abgefüllt. Das so gewonnene Öl stellt die beste Qualität für ätherische Öle aus Zitrusfrüchten dar.

Variante 2: Die Früchte werden im Rahmen der Fruchtsaftgewinnung nach der Waschung vorsichtig in einer Trommel abgerieben. Es entsteht ein Gemisch aus Wasser, ätherischem Öl und Abriebstoffen. Dieses Gemisch wird anschließend zentrifugiert und gefiltert. Dies ist die gebräuchlichste Herstellungsmethode für ätherische Öle aus Zitrusfrüchten.

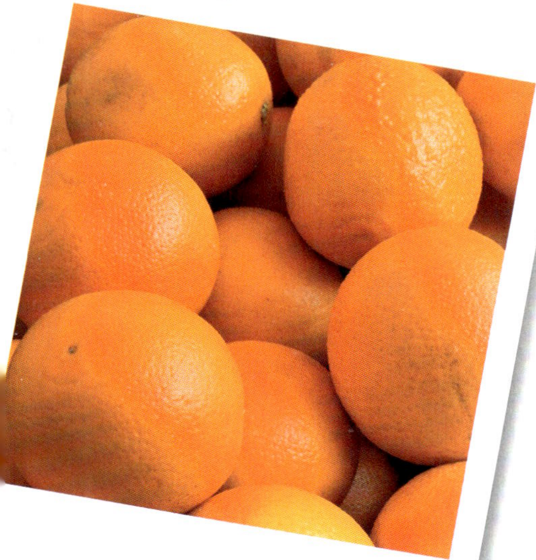

Destillation mittels Wasserdampf bzw. Wasser

Die meisten zur Verfügung stehenden ätherischen Öle werden durch Destillation gewonnen. Hierbei gibt es zwei verschiedene Methoden:

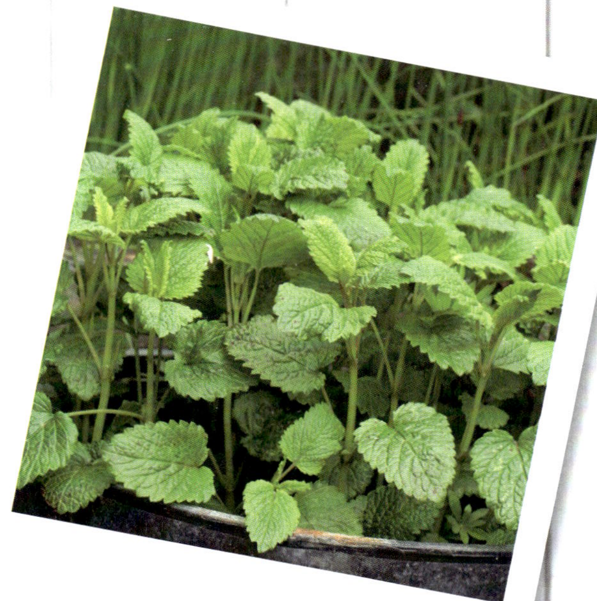

Wasserdampfdestillation: Das Pflanzenmaterial liegt auf einem Gitterrost. Unterhalb des Rostes wird Wasser erhitzt und der Dampf steigt durch das Pflanzengut auf. Das Gemisch aus ätherischem Öl und Dampf durchwandert einen Kühler und kondensiert (wird flüssig). Im sogenannten Scheidetrichter bzw. der Florentiner Flasche trennen sich jetzt das ätherische Öl und das Kondenswasser (Hydrolat) wieder voneinander. Einige der ätherischen Öle schwimmen auf, einige wenige wie z. B. Zimt oder Sandelholz sind schwerer als das Hydrolatwasser und sinken zu Boden. Das ätherische Öl wird nun mit einer Pipette abgezogen. Je nach Pflanze wird das Material frisch auf dem Feld destilliert (z. B. bei Melisse und Ylang Ylang) oder zuerst angetrocknet (z. B. bei Patchouli). Die Destillationszeiten können unterschiedlich lang sein. Eine Ylang-Ylang-Destillation kann zwischen 30 Minuten und 20 Stunden dauern, je nach gewünschter Qualität.

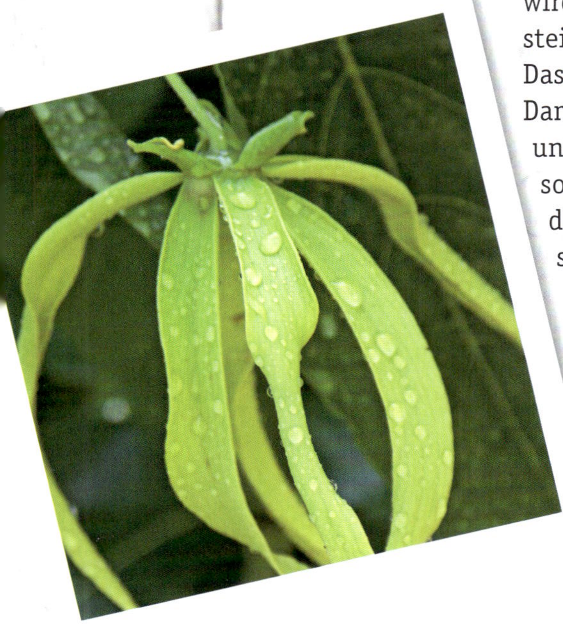

Wasserdestillation: Das zu destillierende Pflanzengut liegt direkt im Wasser, um z. B. ein Verkleben der Rosenblüten durch den Dampf zu verhindern. Das Blüten-Wasser-Gemisch wird langsam erhitzt, um möglichst schonend zu arbeiten. Dieser Vorgang kann bis zu zwei Stunden dauern. Der weitere Ablauf entspricht dem der Wasserdampfdestillation.

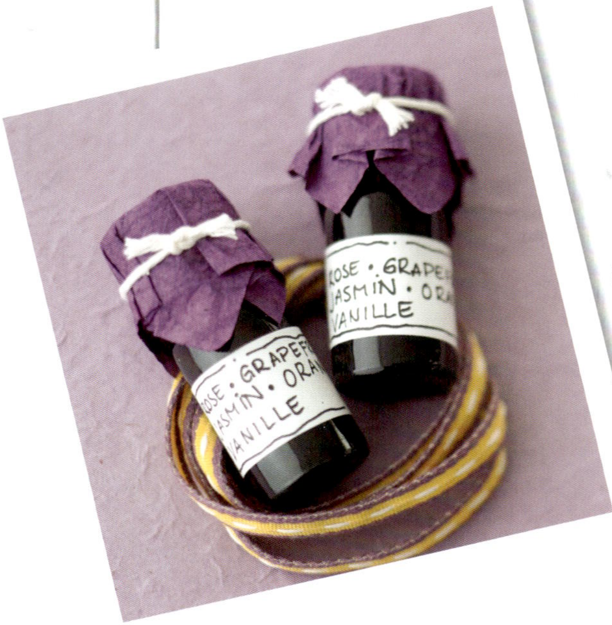

Extraktion

Extraktion mittels Fett (Enfleurage): Wie auch Patrick Süßkind in seinem Buch „Das Parfum“ sehr anschaulich beschreibt, werden bei diesem Verfahren Glasplatten mit tierischem Fett bestrichen und sehr vorsichtig mit Blüten belegt, bis das Fett mit Duft „vollgesogen“ ist. Dieser Vorgang erfolgt circa alle zwölf Stunden und bis zu 36-mal. Das ätherische Öl wird mittels Alkohol aus dem Fett herausgelöst und der Alkohol anschließend abgedampft. Diese alte Kunst der Duftstoffgewinnung bedarf eines großen Könnens. Man muss wissen, wann das Fett mit dem ätherischen Öl der Blüten gesättigt ist. Aufgrund der erforderlichen Handarbeit ist das Verfahren außerdem sehr teuer; es wird daher nur noch selten angewendet.

Extraktion mittels flüchtiger Lösungsmittel (Alkohol, Hexan): Die Pflanzen werden mit dem Lösungsmittel vermengt. Durch die anschließende Erwärmung gehen die Duftstoffe und Wachse der Pflanze ins Lösungsmittel über. Dieses wird danach gründlich abdestilliert. Das Ergebnis nennt sich dann Absolue und nicht ätherisches Öl. Wichtig vor der Anwendung ist die Kontrolle auf lösungsmittelrückstandsfreie Ware.

Extraktion mittels CO_2: Mit dieser modernen Technik ist es möglich, ätherische Öle zu gewinnen, die völlig frei von Lösungsmittelrückständen sind. In einem geschlossenen Kreislauf (ohne Luft) wird CO_2 dazu verwendet, aus den Pflanzen das ätherische Öl herauszulösen. Im Endprodukt sind viel mehr bzw. andere Inhaltsstoffe enthalten als z. B. bei der Gewinnung durch Destillation. Die so gewonnenen ätherischen Öle können „schärfer“ sein und auch der Duft ist anders als nach einer Destillation.

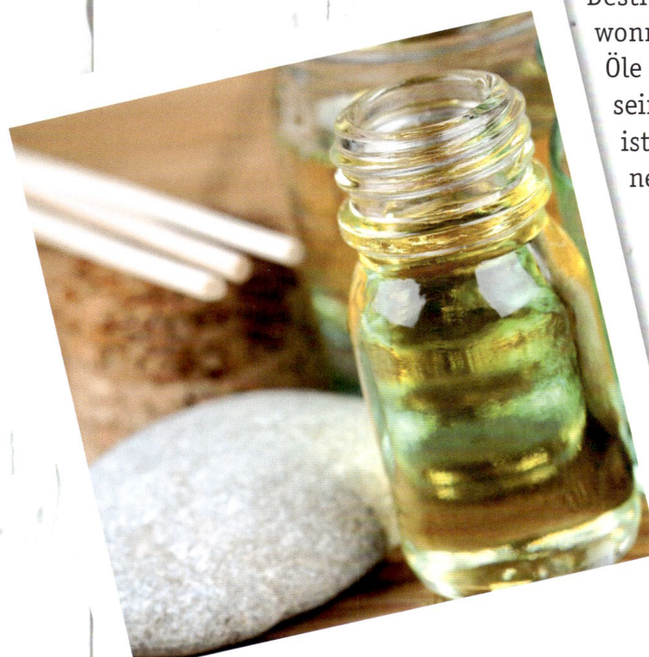

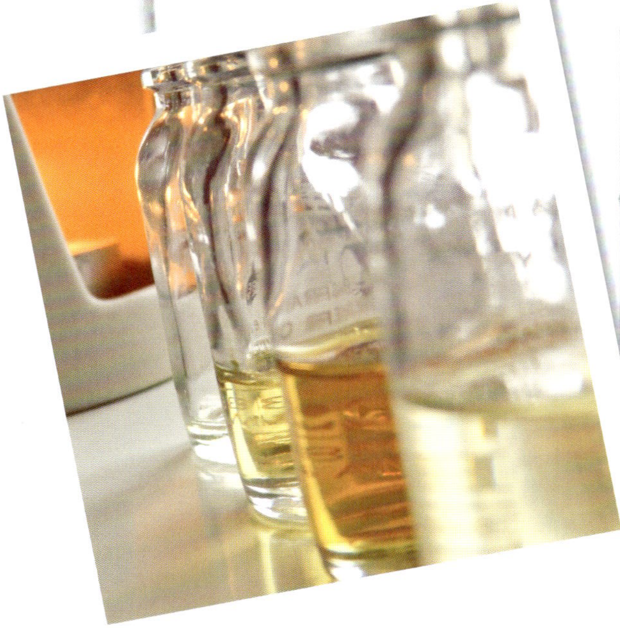

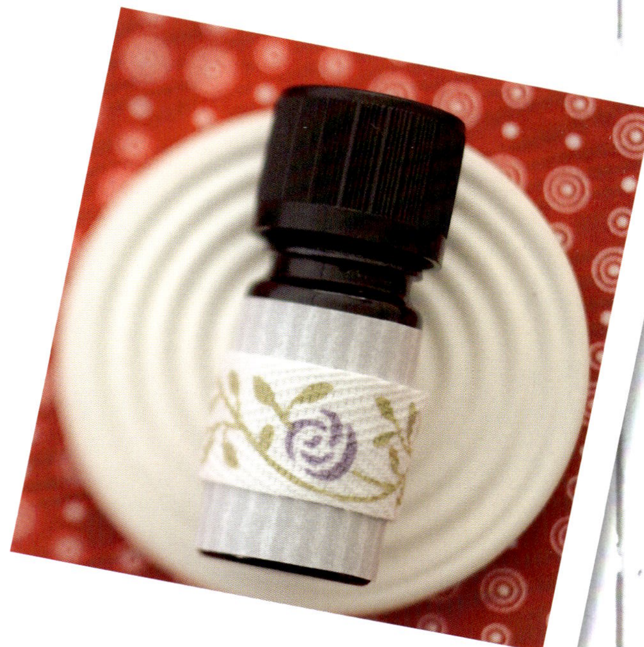

Beim Kauf eines ätherischen Öles sollten Sie darauf achten, dass folgende Informationen auf dem Fläschchenetikett vorhanden sind:

- 100 % naturreines ätherisches Öl
- Deutscher Pflanzenname
- Lateinischer Pflanzenname und eventuell vorhandener Chemotyp (= biochemische Hauptkomponente der Pflanze, Abkürzung Ct.; vgl. z. B. Basilikum Ct. Linalool)
- Herkunftsland der verwendeten Pflanzen
- Anbauweise (z. B. kbA = kontrolliert biologischer Anbau, Demeteranbau, Wildsammlung, konventioneller Anbau)
- Pflanzenteil, aus dem das Öl gewonnen wird
- Gewinnungsart
- Haltbarkeitsdatum
- Eventuell Verdünnungsgrad
- Füllmenge
- Sicherheitshinweise
- Chargennummer, um den Inhalt rückverfolgen zu können

Ätherische Öle sollten in dunklen Flaschen bei gleichmäßiger Raumtemperatur aufbewahrt werden. Der Sauerstoff in der Flasche sollte mithilfe von Glaskügelchen bzw. Argongas möglichst gering gehalten werden.

Die beliebtesten ätherischen Öle für die Raumbeduftung

Bitte beachten Sie: Die Angaben zu Wirkung und Einsatzgebieten ätherischer Öle benennen lediglich Möglichkeiten und beziehen sich nur auf die Anwendung ätherischer Öle im Rahmen der Raumbeduftung. Es können keine Aussagen zu der Heilwirkung ätherischer Öle getroffen werden. Unter der Rubrik „Bitte beachten" werden mögliche Nebenwirkung der ätherischen Öle genannt. Entfällt diese Rubrik, sind in der Raumbeduftung keine Nebenwirkungen bekannt.

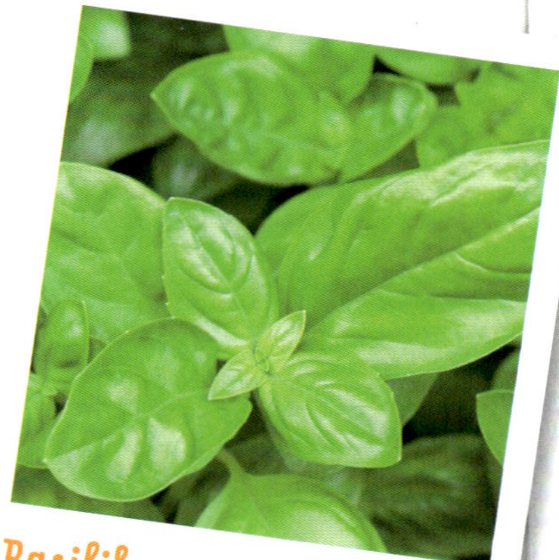

Basilikum

Basilikum ct. Linalool

Lateinischer Name:
Ocimum basilicum L.
Pflanzenfamilie:
Lippenblütengewächse/Lamiaceae
Pflanzenteil zur Ölgewinnung:
blühendes Kraut
Benötigte Menge an Pflanzenmaterial: 750 kg pro 1 l ätherisches Öl
Gewinnungsart:
Wasserdampfdestillation
Haltbarkeit: ca. 3 Jahre
Duftnote: würzig-krautig
Harmoniert gut mit Bergamotte, Rosengeranie, Rose, Lavendel

Beschreibung

Die in unseren Breiten zumeist einjährige buschige Pflanze wird bis zu 50 cm hoch und blüht von Juni bis September. Es gibt neben dem „herkömmlichen" Basilikum, auch Königskraut genannt, viele verschiedene Arten; einige duften nach Anis, Zimt oder Zitrone. Bitte beachten Sie dies beim Einkauf des ätherischen Öles. Als Ursprungsland wird Indien vermutet, heute wächst es auch rund ums Mittelmeer wild – bei uns nur in Kulturen.

Wirkung

beruhigend, entspannend, ausgleichend, insektenabweisend

Einsatzgebiete

Schlafstörungen, Unruhe und Verstimmungen, Nervosität, Angst, Lampenfieber, Insektenplage

Bergamotte

Lateinischer Name:
Citrus bergamia Risso et Poit.
Pflanzenfamilie:
Rautengewächse/Rutaceae
Pflanzenteil zur Ölgewinnung:
Fruchtschale

Benötigte Menge an Pflanzenmaterial: 200 kg pro 1 l ätherisches Öl
Gewinnungsart: Pressung
Haltbarkeit: ca. 2–3 Jahre
Duftnote: blumig, fruchtig, frisch
Harmoniert gut mit Jasmin, Grapefruit, Basilikum, Neroli, Ylang Ylang

Beschreibung

Viele kennen die Duftnote des Earl-Grey-Tees. Die Bergamotte ist auch verantwortlich für den typischen Kölnisch-Wasser-Duft. Die Inhaltsstoffe dieses ätherischen Öles sind denen des Lavendelöles ganz ähnlich. Das ist auch der Grund für die ähnlichen Wirkweisen mit der Spur einer Fruchtnote.

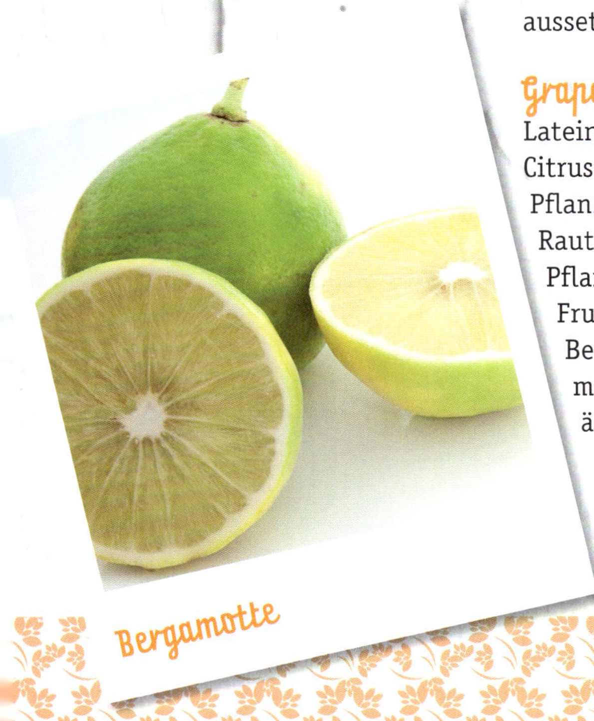

Bergamotte

Wirkung

fördert die Konzentration und klares Denken, beruhigend, ausgleichend, stimmungshebend, harmonisierend

Einsatzgebiete

Angst, Mutlosigkeit, Hunger nach Licht, Traurigkeit, erhitzte Gemüter, Schlafstörungen, Anspannung, Stress

Bitte beachten: Bergamottöl kann die Lichtempfindlichkeit der Haut erhöhen, dies kann zu Rötungen und Juckreiz bis hin zu verbrennungsartigen Erscheinungen führen; deshalb die Haut nach Kontakt mit dem Öl bis zu acht Stunden keinem UV-Licht aussetzen.

Grapefruit

Lateinischer Name:
Citrus paradisi Macfad.
Pflanzenfamilie:
Rautengewächse/Rutaceae
Pflanzenteil zur Ölgewinnung:
Fruchtschale
Benötigte Menge an Pflanzenmaterial: 100 kg pro 1 l ätherisches Öl

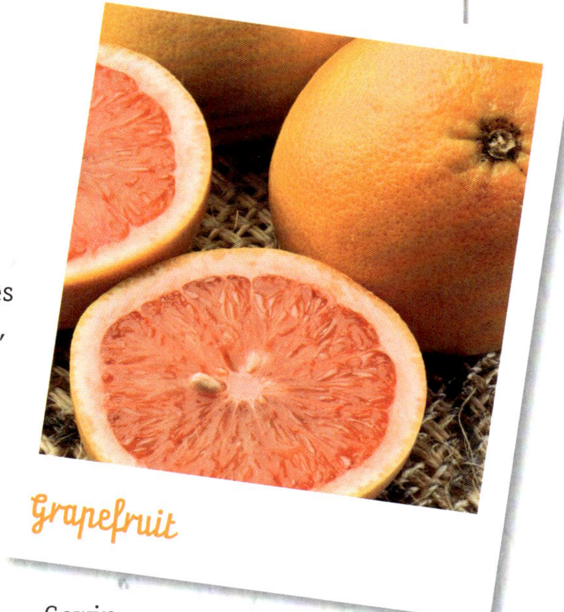

Grapefruit

Gewinnungsart: Pressung
Haltbarkeit: ca. 1–2 Jahre
Duftnote: fruchtig, spritzig
Harmoniert gut mit allen Zitrusölen, Rosengeranie, Jasmin, Rose, Kardamom, Lavendel, Rosmarin

Beschreibung

In einer amerikanischen Studie wurde aufgezeigt, dass Grapefruit mit Fenchel und Kardamom das Abnehmen unterstützen kann.

Wirkung

fördert die Konzentration und klares Denken, bringt Freude in den Alltag, löst Glücksgefühle aus, lässt vieles klarer sehen, aufmunternd, luftreinigend, bringt Frische in den Raum

Einsatzgebiete
Müdigkeit, Lustlosigkeit, Trauer, Gereiztheit, Frust, Stress

Bitte beachten: Grapefruitöl kann die Lichtempfindlichkeit der Haut erhöhen, dies kann zu Rötungen und Juckreiz bis hin zu verbrennungsartigen Erscheinungen führen; deshalb die Haut nach Kontakt mit dem Öl bis zu acht Stunden keinem UV-Licht aussetzen.

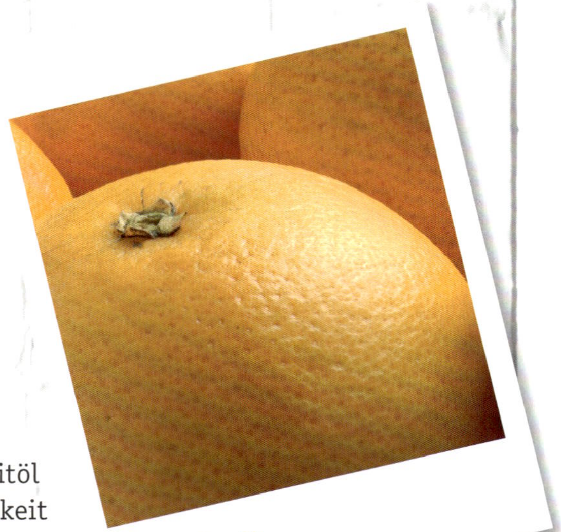
Grapefruit

Jasmin
Lateinischer Name:
Jasminum grandiflorum L.
Pflanzenfamilie:
Ölbaumgewächse/Oleaceae
Pflanzenteil zur Ölgewinnung:
Blüten
Benötigte Menge an Pflanzenmaterial: 1 t pro 1 l ätherisches Öl
Gewinnungsart:
Extraktion, selten Enfleurage
Haltbarkeit: ca. 5–6 Jahre
Duftnote: blumig, intensiv, betörend
Harmoniert gut mit allen Zitrusölen, Rose, Neroli, Zimt

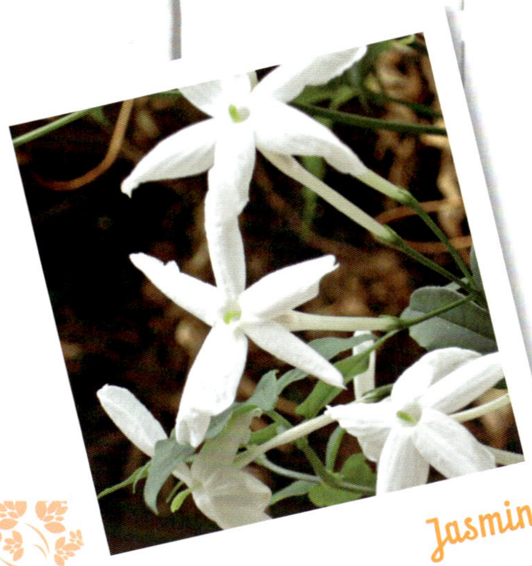
Jasmin

Beschreibung
Was wäre ein Chanel Nr. 5 ohne Jasmin? Dieses Absolue gehört mit zu den betörendsten und kostbarsten Düften, die in der Aromatherapie Verwendung finden. Dieser Duft berührt Frauen und Männer.

Wirkung
stimmungshebend, aphrodisierend, stresslösend, harmonisierend, öffnet das Herz für sich und andere

Einsatzgebiete
mangelndes Selbstvertrauen, Verstimmungen; Jasminduft aus Gardenia jasminoides beruhigt, löst Angst und fördert Schlaf (laut einer Studie der Uni Bochum).

Bitte beachten: Jasminöl sollte vorsichtig dosiert werden, es kann sonst Kopfschmerzen und Übelkeit hervorrufen.

Kamille römisch
Lateinischer Name:
Chamaemelum nobile (L.) All.
Pflanzenfamilie:
Korbblütengewächse/Asteraceae
Pflanzenteil zur Ölgewinnung:
Blütenköpfe
Benötigte Menge an Pflanzenmaterial: 60–100 kg pro 1 l ätherisches Öl

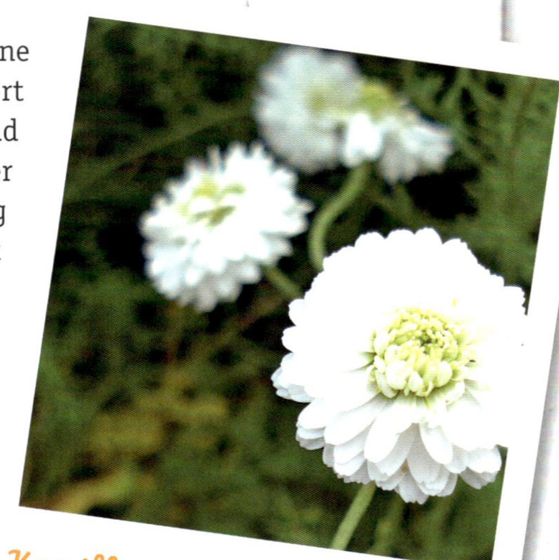
Kamille

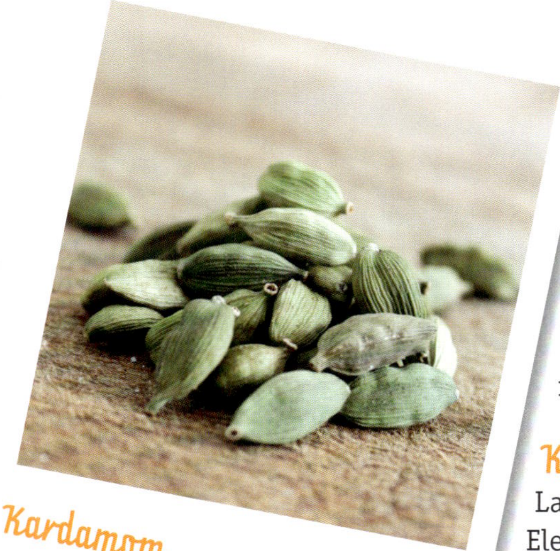

Kardamom

Gewinnungsart:
Wasserdampfdestillation
Haltbarkeit: ca. 3–4 Jahre
Duftnote: fruchtig, warm, apfelartig
Harmoniert gut mit Bergamotte, Rosengeranie, Lavendel, Rose, Neroli

Beschreibung
Diese Duftpflanze eignet sich hervorragend für einen begehbaren Duftrasen. Leider ist es hierfür bei uns zu kalt, denn die römische Kamille ist sehr frostempfindlich. Aber z. B. in Großbritannien und Irland kann man solche Duftrasen oft bestaunen.

Wirkung
stark entspannend, beschützend

Einsatzgebiete
Ängste, innere Unbehaglichkeit und Unruhe, Angst vor Veränderungen, Reizbarkeit, Schlaflosigkeit

Bitte beachten: Vorsicht bei einer Korbblütenallergie; manche Therapeuten raten auch von einer Verwendung der Kamille ab, wenn ein hochpotenziertes homöopathisches Mittel verabreicht wird (Antidotwirkung).

Kardamom

Lateinischer Name:
Elettaria cardamomum (L.) Maton
Pflanzenfamilie:
Ingwergewächse/Zingiberaceae
Pflanzenteil zur Ölgewinnung:
Samen
Benötigte Menge an Pflanzenmaterial: 20 kg pro 1 l ätherisches Öl
Gewinnungsart: Wasserdampfdestillation
Haltbarkeit: ca. 3–4 Jahre
Duftnote: samtig, warm, süß, würzig
Harmoniert gut mit Bergamotte, Grapefruit, Jasmin, Mandarine, Orange, Sandelholz, Rose, Ylang Ylang

Beschreibung
Der grüne Kardamom gehört zu den ältesten Gewürzpflanzen und kann eine Wuchshöhe von zwei bis drei Metern erreichen. Die Ursprungsländer sind Indien, Sri Lanka und Thailand.

Wirkung
fördert die Konzentration, schenkt Gelassenheit, stärkt das Wohlbefinden, beruhigend, wärmend, aphrodisierend, stimulierend

Einsatzgebiete
Stress, Erschöpfung

Echter Lavendel

Lateinischer Name:
Lavandula angustifolia Mill.
Pflanzenfamilie:
Lippenblütengewächse/Lamiaceae
Pflanzenteil zur Ölgewinnung:
Blüten/Rispen
Benötigte Menge an Pflanzenmaterial: 120 kg pro 1 l ätherisches Öl
Gewinnungsart:
Wasserdampfdestillation
Haltbarkeit: ca. 3–4 Jahre
Duftnote: blumig, krautig, herb
Harmoniert gut mit sämtlichen Zitrus- sowie Blütendüften

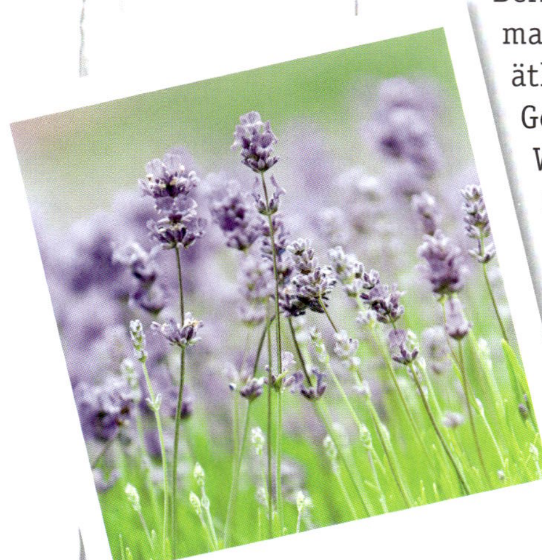

Lavendel

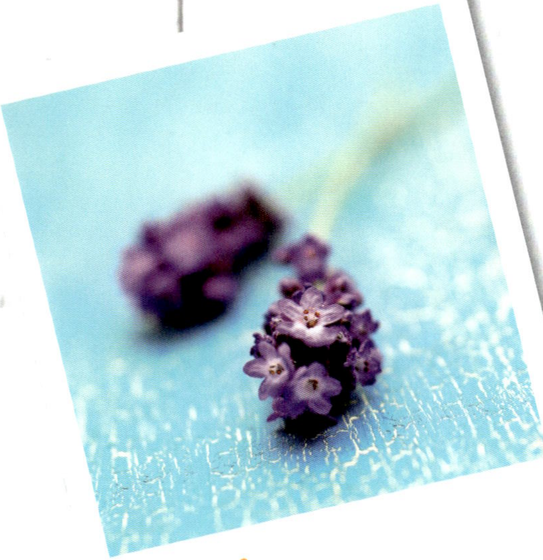

Lavendel

Beschreibung

Der Echte Lavendel gilt als der Allrounder unter den ätherischen Ölen. Lavendel ist auch nicht gleich Lavendel. Achten Sie beim Einkauf auf die richtige botanische Bezeichnung. Sein Name leitet sich vom lateinischen Wort „lavare“ (waschen) ab, da er bereits in frühen Zeiten als duftender Badezusatz geschätzt wurde. Die größte Ausbeute an ätherischem Lavendelöl erhält man durch eine Ernte in der Mittagshitze. Die besten Qualitäten werden als „Lavendel extra“ (wächst in einer Höhe von 900 bis 1.800 Metern) oder „Lavendel fein“ (wächst in einer Höhe von 700 bis 900 Metern) bezeichnet. Das Qualitätssiegel AOC wird nur dem Lavendel verliehen, der aus der Provence stammt und in einer Höhe von mehr als 800 Metern wächst. Folgende Arten finden auch in der Aromatherapie Verwendung, besitzen jedoch nicht das reiche Wirkungsspektrum bzw. die ausgeprägte ausgleichende Wirkung des Echten Lavendels: Lavandin (Lavandula x intermedia), Speiklavendel (Lavandula latifolia), Schopflavendel (Lavandula stoechas).

Wirkung

fördert das Ein- und Durchschlafen, beruhigend, ausgleichend, entspannend, insektenabweisend

Einsatzgebiete

Anspannung, Nervosität, Unruhe, Stimmungsschwankungen

Bitte beachten: Lavendelöl kann sowohl anregen als auch entspannen, je nach körperlicher Verfassung, Dosierung und Wahl des entsprechenden Lavendelöls.

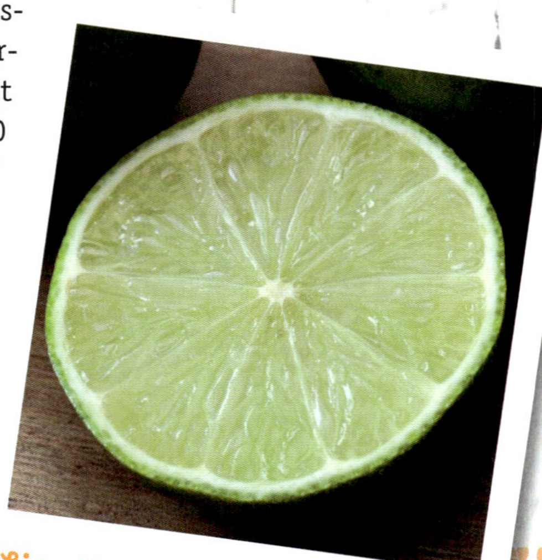

Limette

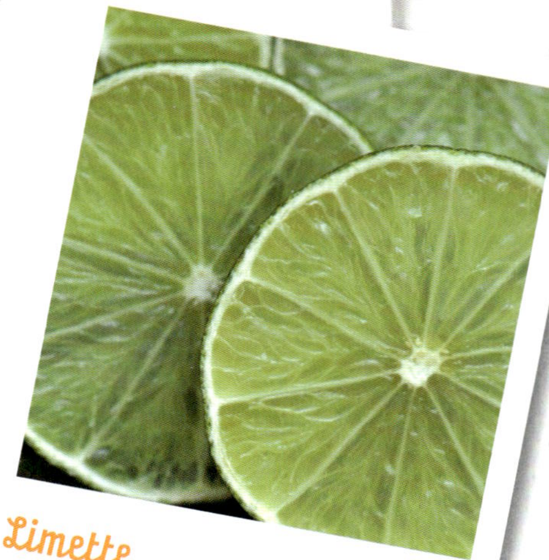

Limette

Limette

Lateinischer Name: Citrus aurantiifolia (Christm. et Panz.)
Pflanzenfamilie: Rautengewächse/Rutaceae
Pflanzenteil zur Ölgewinnung: Fruchtschale
Benötigte Menge an Pflanzenmaterial: 120 kg pro 1 l ätherisches Öl
Gewinnungsart: Pressung
Haltbarkeit: ca. 1–2 Jahre
Harmoniert gut mit Jasmin, Rose, Sandelholz

Beschreibung

Der absolute Muntermacher ist bekannt durch diverse Getränke wie Caipirinha, Mojito oder Margarita.

Wirkung

gibt neuen Antrieb, stimmungshebend, aktivierend, luftreinigend

Einsatzgebiete
Konzentrationsschwierigkeiten, Traurigkeit, Müdigkeit, Verstimmungen

Bitte beachten: Limettenöl kann die Lichtempfindlichkeit der Haut erhöhen, dies kann zu Rötungen und Juckreiz bis hin zu verbrennungsartigen Erscheinungen führen; deshalb die Haut nach Kontakt mit dem Öl bis zu acht Stunden keinem UV-Licht aussetzen. Es gibt auch ein wasserdampfdestilliertes ätherisches Limettenöl zu kaufen, dieses gilt als nicht phototoxisch, duftet jedoch anders. Vorsichtig dosieren, da der Duft schnell zu stark wird.

Litsea cubeba/May Chang

Lateinischer Name: Litsea cubeba
Pflanzenfamilie:
Lorbeergewächse/Lauraceae
Pflanzenteil zur Ölgewinnung:
Früchte
Gewinnungsart: Wasserdampfdestillation
Haltbarkeit: ca. 2 Jahre
Duftnote: frisch, zitronig mit süßem Unterton
Harmoniert gut mit Grapefruit, Rose, Lavendel, Sandelholz, Ylang Ylang

Beschreibung
Dieser kleine Baum wächst wild in China und Taiwan. Das ätherische Öl wird aus den reifen Früchten gewonnen.

Wirkung
fördert die Konzentration, aktivierend, lufterfrischend, macht gute Laune

Einsatzgebiete
Angst, Nervosität, Verstimmungen

Bitte beachten: Der Inhaltsstoff Citral steht im Verdacht, den Augeninnendruck zu erhöhen, deshalb sollten Personen mit Glaukom dieses ätherische Öl bzw. Öle mit hohem Citralgehalt vorsichtig verwenden.

Mandarine rot

Lateinischer Name: Citrus reticulata Blanco
Pflanzenfamilie: Rautengewächse/Rutaceae
Pflanzenteil zur Ölgewinnung:
Fruchtschale

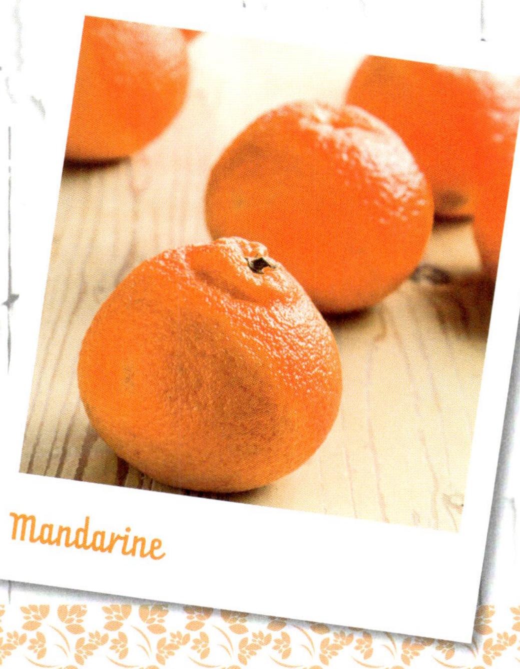

Mandarine

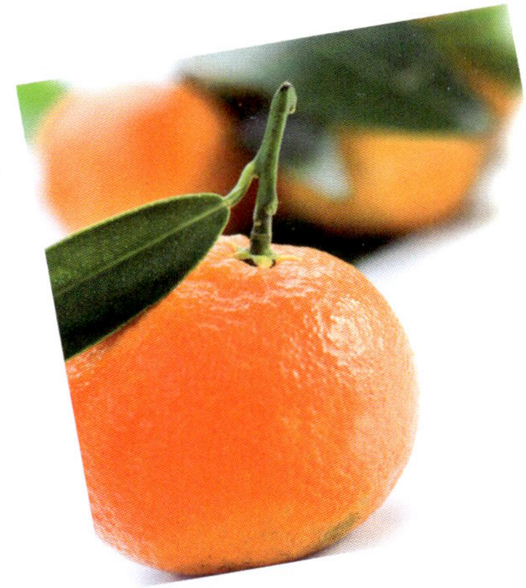

Mandarine

Benötigte Menge an Pflanzenmaterial: 50–80 kg pro 1 l ätherisches Öl
Gewinnungsart: Pressung
Haltbarkeit: ca. 1 Jahr
Duftnote: weich, warm, süß, fruchtig
Harmoniert gut mit warmen Düften wie Vanille, Tonka, Sandelholz, Zimt, aber auch mit Lavendel und Neroli

Beschreibung
Dieser typische Kinderduft wird auch von Erwachsenen gerne angewendet. Bei Mandarine gibt es zwei verschiedene ätherische Öle: Mandarine rot, das aus den reifen Früchten gewonnen wird, und Mandarine grün, das aus den unreifen Früchten gewonnen wird. Letzteres duftet herber.

Wirkung
schenkt Geborgenheit, „umarmt“, beruhigend, ausgleichend

Einsatzgebiete
Angst, Unruhe, Reizbarkeit, Schlafstörungen, innere Unbehaglichkeit

Neroli/(Bitter-)Orangenblüte
Lateinischer Name:
Citrus aurantium L.
Pflanzenfamilie:
Rautengewächse/Rutaceae
Pflanzenteil zur Ölgewinnung:
Blüten der Bitterorange
Benötigte Menge an Pflanzenmaterial: ca. 1 t pro 1 l ätherisches Öl
Gewinnungsart: Wasserdestillation
Haltbarkeit: ca. 4 Jahre
Duftnote: blumig, frisch
Harmoniert gut mit Bergamotte, Kamille römisch, Lavendel, Rose, Rosengeranie, Sandelholz, Ylang Ylang, Zitrone

Beschreibung
Neroli gilt in der Aromatherapie als das Notfallöl in Bezug auf Schock, ähnlich wie die Rescuetropfen in der Bachblütentherapie. Man erzählt, dass bereits Napoleon ein Fläschchen Neroli mit sich geführt hat.

Wirkung
stark angstlösend, unterstützt das Einschlafen, aufmunternd, ausgleichend

Einsatzgebiete
Schock, Prüfungsangst, Niedergeschlagenheit, Verstimmungen

Orange süß
Lateinischer Name:
Citrus sinensis (L.) Osbeck
Pflanzenfamilie:
Rautengewächse/Rutaceae
Pflanzenteil zur Ölgewinnung:
Fruchtschale

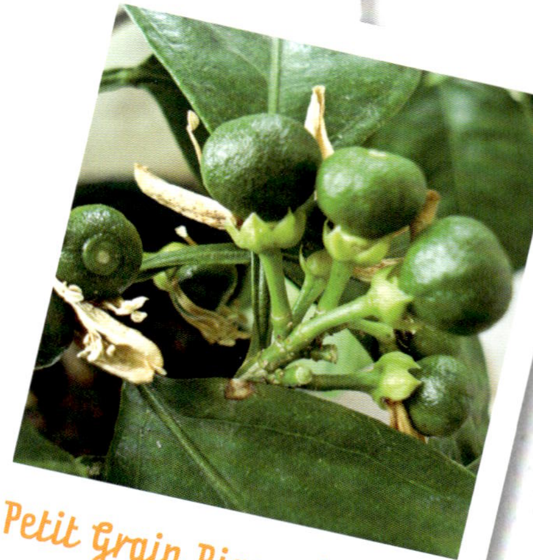

Petit Grain Bigarade

Benötigte Menge an Pflanzenmaterial:
50–70 kg pro 1 l ätherisches Öl
Gewinnungsart: Pressung
Haltbarkeit: ca. 1 Jahr
Duftnote: sanft, weich, fruchtig, süß
Harmoniert gut mit Jasmin, Lavendel, Neroli, Vanille, Tonka, Zimt

Beschreibung
Die Orange liefert eines der beliebtesten und preiswertesten ätherischen Öle. Ein Duft, den fast jeder mag.

Wirkung
stimmt heiter, beruhigend, entspannend, luftreinigend

Einsatzgebiete
Stress, Verstimmungen, Schlafstörungen, Angst

Bitte beachten: Manche Zitrusöle, insbesondere Orangenöl, können bestimmte Kunststoffe auflösen.

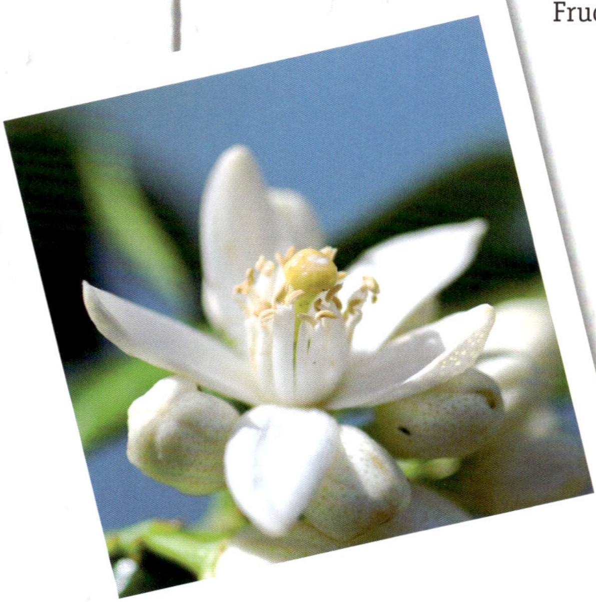

Neroli

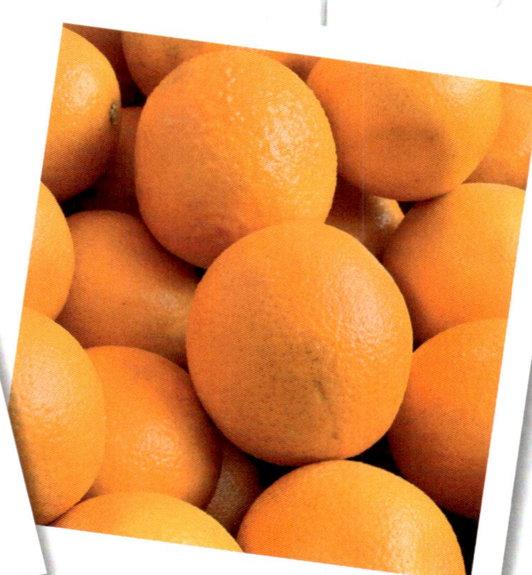

Orange süß

Petit Grain Bigarade

Lateinischer Name:
Citrus aurantium L.
Pflanzenfamilie:
Rautengewächse/Rutaceae
Pflanzenteile zur Ölgewinnung:
unreife Früchte und Blätter der Bitterorange
Benötigte Menge an Pflanzenmaterial: ca. 100 kg pro 1 l ätherisches Öl
Gewinnungsart: Wasserdampfdestillation
Haltbarkeit: ca. 3–4 Jahre
Duftnote: fruchtig-herb
Harmoniert gut mit Bergamotte, Rosengeranie, Rosmarin, Neroli, Jasmin, Lavendel

Beschreibung

Petit Grain gehört mit zu den entspannendsten Ölen in der Aromatherapie.

Wirkung

unterstützt das Lernen, fördert die Konzentration, stimmungshebend

Einsatzgebiete

Nervosität, Unruhe, Reizbarkeit, leichte Verstimmungen, Traurigkeit, Mutlosigkeit

Rose

Lateinischer Name:
Rosa x damascena Mill.
Pflanzenfamilie:
Rosengewächse/Rosaceae
Pflanzenteil zur Ölgewinnung:
Blüten
Benötigte Menge an Pflanzenmaterial: 3–5 t pro 1 l ätherisches Öl
Gewinnungsart: Wasserdestillation
Haltbarkeit: je nach Lagerung 5 und mehr Jahre
Duftnote: rosig, warm, betörend bis schwer duftend
Harmoniert gut mit Bergamotte, Rosengeranie, Grapefruit, Jasmin, Lavendel, Sandelholz

Beschreibung

Rosenduft ist der Duft der Liebe. Ätherisches Rosenöl wird oft durch billigere, ähnlich duftende Öle gefälscht. Es gehört zusammen mit dem Lavendelöl zu den am besten erforschten Ölen. Die Ernte erfolgt in den frühen Morgenstunden, in der Mittagshitze würde zu viel ätherisches Öl verdampfen.

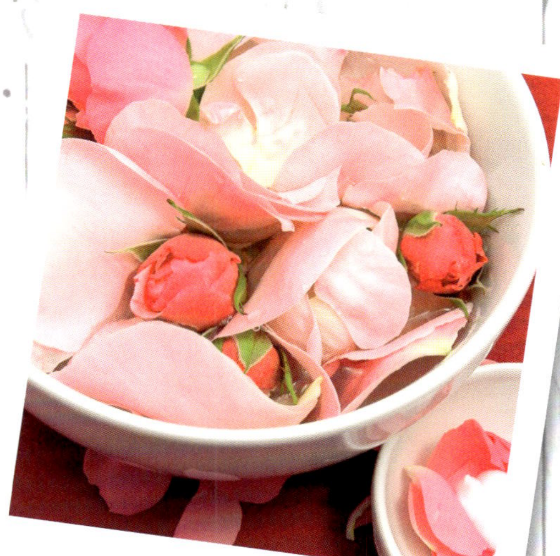

Rose

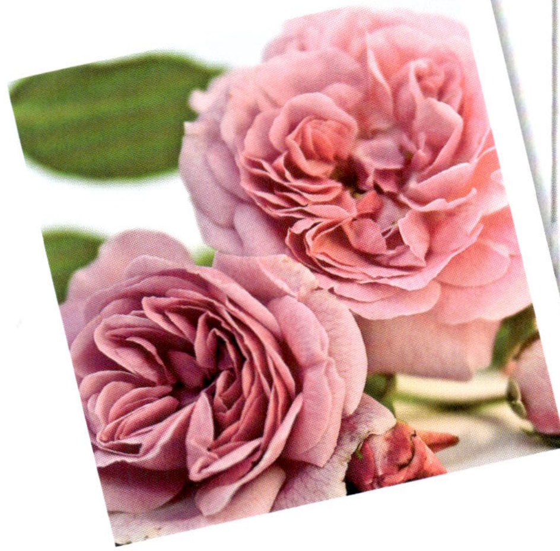

Rose

Wirkung

beruhigend, harmonisierend, öffnet das Herz, strahlt Schönheit und Gleichklang aus

Einsatzgebiete

Liebe, Geburt, Trauer, Abschied nehmen

Rosengeranie/Rosenpelargonie

Lateinischer Name:
Pelargonium graveolens L'Hér.
Pflanzenfamilie: Storchschnabelgewächse/Geraniaceae
Pflanzenteil zur Ölgewinnung:
Blätter
Benötigte Menge an Pflanzenmaterial: 300–500 kg pro 1 l ätherisches Öl
Gewinnungsart: Wasserdampfdestillation
Haltbarkeit: ca. 3–4 Jahre
Duftnote: blumig, rosig
Harmoniert gut mit Basilikum, Bergamotte, Jasmin, Neroli, Sandelholz, Zitrone, Orange, Grapefruit

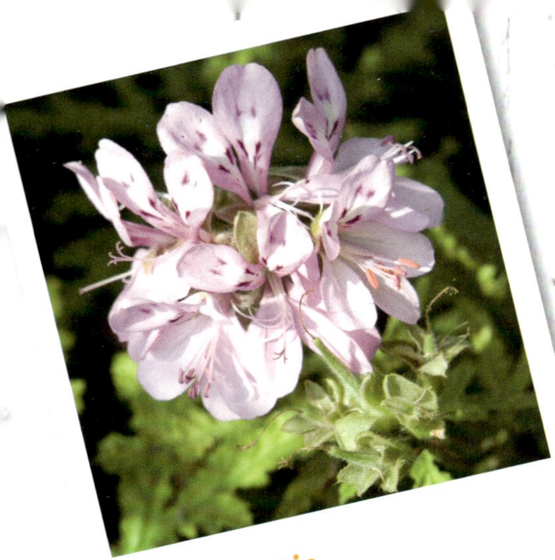

Rosengeranie

Beschreibung
Dieses ätherische Öl wird nicht aus den Blüten, sondern aus den duftenden Blättern gewonnen. Es eignet sich insbesondere für Frauen in den Wechseljahren.

Wirkung
ausgleichend, harmonisierend, stimmungshebend, insektenabweisend

Einsatzgebiete
Stimmungsschwankungen, nervöse Anspannung

Rosmarin ct. cineol

Lateinischer Name:
Rosmarinus officinalis L.
Pflanzenfamilie:
Lippenblütengewächse/Lamiaceae
Pflanzenteil zur Ölgewinnung: Kraut
Benötigte Menge an Pflanzenmaterial: 50–100 kg pro 1 l ätherisches Öl
Gewinnungsart: Wasserdampfdestillation
Haltbarkeit: ca. 2–3 Jahre
Duftnote: frisch, krautig
Harmoniert gut mit Lavendel, Mandarine, Zitrone

Beschreibung
Diese alte Heilpflanze ist ein sehr wärmeliebendes Kraut. Rosmarinöl ist im Handel mit unterschiedlichen Chemotypen und entsprechend unterschiedlichen Wirkweisen erhältlich, daher Achtung beim Kauf.

Wirkung
gibt Kraft und Mut, fördert die Konzentration, macht munter, anregend, wärmend

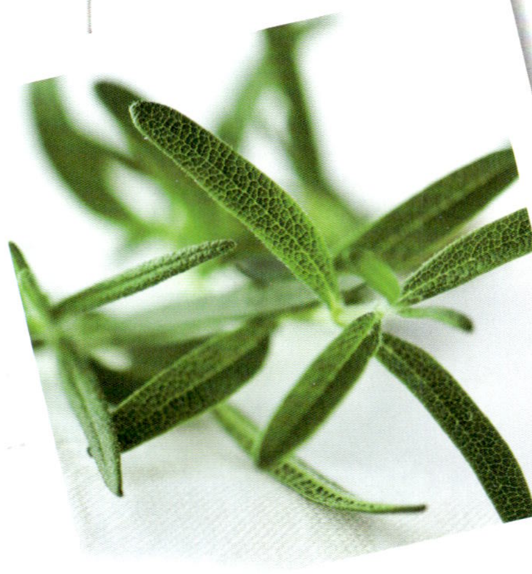

Rosmarin

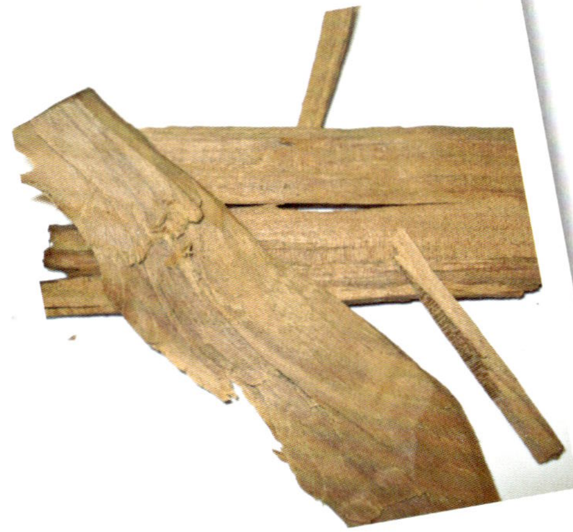

Sandelholz

Einsatzgebiete
Lustlosigkeit, geistige Erschöpfung

Bitte beachten: Generell gering dosieren. Rosmarinöl kann den Blutdruck erhöhen. Vorsicht bei Schwangeren, Babies und Kleinkindern. In hoher Dosierung kann es eventuell Epilepsie auslösen.

Sandelholz

Lateinischer Name:
Santalum album L.
Pflanzenfamilie:
Sandelholzgewächse/Santalaceae
Pflanzenteile zur Ölgewinnung:
Kernholz und Wurzeln
Benötigte Menge an Pflanzenmaterial: 20 kg pro 1 l ätherisches Öl
Gewinnungsart:
Wasserdampfdestillation
Haltbarkeit: ca. 10 Jahre

Duftnote: holzig, samtig, balsamisch
Harmoniert gut mit Bergamotte, Rosengeranie, Jasmin, Lavendel, Rose, Ylang Ylang

Beschreibung
Sandelholzöl ist nicht zu verwechseln mit Amyrisöl (Amyris balsamifera), dem westindischen Sandelholzöl, das aus der Karibik kommt und zu den Rautengewächsen gehört. Das hier gemeinte Sandelholzöl ist ein sehr mildes, kostbares ätherisches Öl und wird leider oft gestreckt und verfälscht.

Wirkung
Balsam für die Seele, entspannend, harmonisierend, aphrodisierend, beruhigend, ausgleichend, einhüllend, insektenabweisend

Einsatzgebiete
Stress, Nervosität, Schlafstörungen, Unruhe, Angst

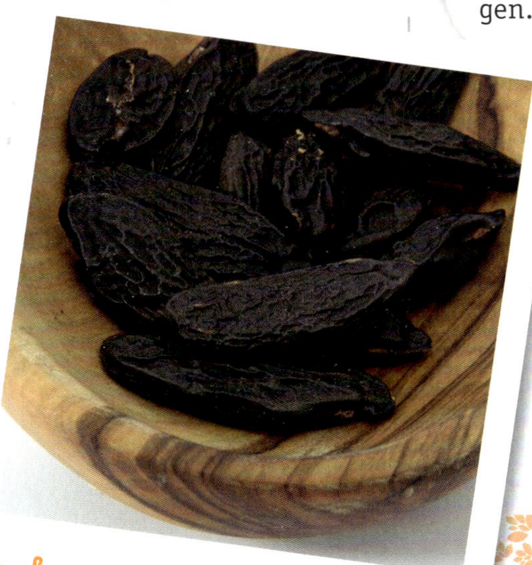

Tonka

Tonka

Lateinischer Name:
Dipteryx odorata (Aubl.) Willd.
Pflanzenfamilie:
Hülsenfruchtgewächse/Fabaceae
Pflanzenteil zur Ölgewinnung:
Samen (Tonkabohne)
Benötigte Menge an Pflanzenmaterial: 50 kg pro 1 l ätherisches Öl
Gewinnungsart: Alkohol-extraktion
Haltbarkeit: ca. 5 Jahre
Duftnote: warm, vanillig, würzig, heuartig
Harmoniert gut mit Bergamotte, Grapefruit, Lavendel, Jasmin, Orange, Sandelholz

Beschreibung
Die aus Südamerika stammende Bohne gilt in ihrem Heimatland als Glücksbringer. Sie soll für Wohlstand und die Erfüllung von Wünschen sorgen.

Wirkung
schenkt Gelassenheit und Geborgenheit, entspannend, angstlösend, wärmend, sinnlich, schützend, stimmungshebend

Einsatzgebiete
Schlaflosigkeit, Verstimmungen, Nervosität, Verlassensängste, Trauer

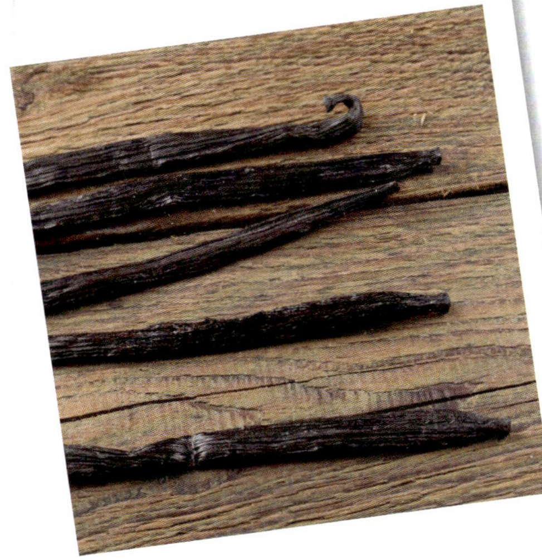

Vanille

Vanilleextrakt

Lateinischer Name:
Vanilla planifolia Jacks. ex Andrews
Pflanzenfamilie:
Orchideengewächse/Orchidaceae
Pflanzenteil zur Ölgewinnung:
Schoten
Benötigte Menge an Pflanzenmaterial: 30–50 kg pro 1 l ätherisches Öl
Gewinnungsart: Alkoholextraktion
Haltbarkeit: ca. 5 Jahre
Duftnote: vanillig, süß, balsamisch, warm
Harmoniert gut mit Bergamotte, Grapefruit, Mandarine, Rosengeranie, Jasmin, Kamille römisch, Neroli, Rose, Sandelholz, Ylang Ylang

Beschreibung
Die Vanillepflanze ist eine Orchidee. Sie kann bis zu 20 Meter hoch klettern und braucht wildwachsend den

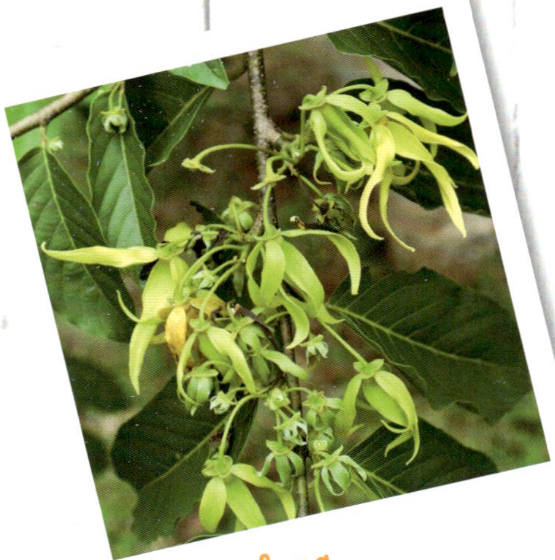
Ylang Ylang

Kolibri für die Befruchtung.

Die geernteten grünen Schoten werden in Kisten zum Schwitzen gebracht. Durch diesen Prozess, der bis zu einem Monat dauern kann, entsteht der typische Vanilleduft und die Schoten färben sich braun.

Wirkung
strahlt Geborgenheit, Wärme und Zuneigung aus, stimmt heiter, entspannend, wärmend, beruhigend, sinnlich, beschützend

Einsatzgebiete
bei Kindern, Verlustangst, Situationen des Loslassens, Trauer, Angst, Stress, Verstimmungen, Mutlosigkeit

Ylang Ylang
Lateinischer Name: Cananga odorata (Lam.) Hook. f. et Thomson
Pflanzenfamilie:
Flaschenbaumgewächse/Annonaceae
Pflanzenteil zur Ölgewinnung:
Blüten
Benötigte Menge an Pflanzenmaterial: 50–60 kg pro 1 l ätherisches Öl
Gewinnungsart: Wasserdestillation
Haltbarkeit: ca. 5 Jahre
Duftnote: blumig, schwer, exotisch
Harmoniert gut mit Basilikum, Bergamotte, Grapefruit, Jasmin, Neroli, Orange, Sandelholz, Zitrone

Beschreibung
Die gelben Blüten müssen vor Sonnenaufgang gepflückt und sofort destilliert werden. Im Handel sind sechs verschiedene Qualitäten erhältlich: „extra supérieur“, „extra“, „I“, „II“, „III“ und „komplett“.

Wirkung
schenkt Wärme und Geborgenheit, sinnlich, aphrodisierend, entspannend, beruhigend

Einsatzgebiete
Gereiztheit, Unsicherheit, Wut

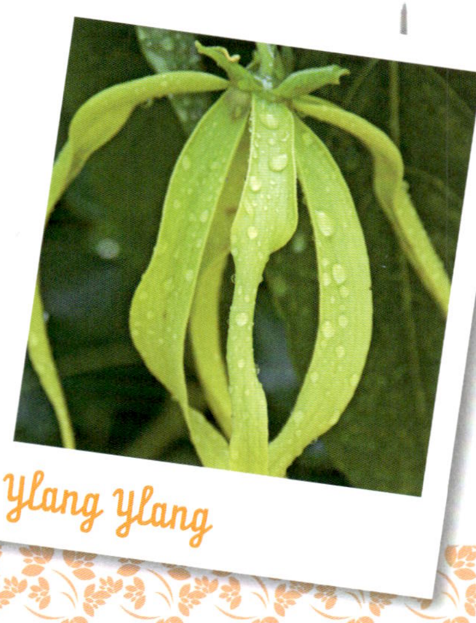
Ylang Ylang

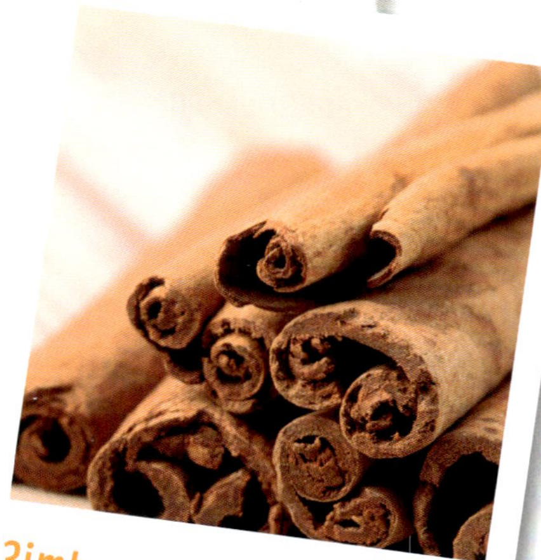
Zimt

Bitte beachten: Ylang Ylang sollte immer gering dosiert werden, da es schnell zu intensiv duftet. Kopfweh und Übelkeit können hervorgerufen werden; es kann auch den Blutdruck senken.

Zimt
Lateinischer Name:
Cinnamomum zeylanicum Blume
Pflanzenfamilie:
Lorbeergewächse/Lauraceae
Pflanzenteil zur Ölgewinnung: Rinde
Benötigte Menge an Pflanzenmaterial: 150 kg pro 1 l ätherisches Öl
Gewinnungsart: Wasserdampfdestillation
Haltbarkeit: ca. 4 Jahre
Duftnote: warm, würzig
Harmoniert gut mit Petit Grain, Ylang Ylang, Orange, Mandarine, Jasmin, Rose

Beschreibung
Dieser Duft ist unweigerlich mit Weihnachten verbunden, mit Wärme

und Geborgenheit. Für die Herstellung der Zimtrindenstangen wird die dünne Innenschicht zwischen Borke und Mittelrinde verwendet.

Wirkung
luftreinigend, wärmend, aphrodisierend, stimmungshebend, anregend

Einsatzgebiete
seelisches Frösteln, Stress, Abgeschlagenheit, Müdigkeit

Bitte beachten: Zimtöl ist bei Hautkontakt stark reizend. Es sollte gering dosiert werden, da sonst Übelkeit und Kopfweh auftreten können. Es sollte nicht in der Schwangerschaft und für Babies und Kleinkinder angewendet werden.

Zitrone

Lateinischer Name:
Citrus limon (L.) Burm. f.
Pflanzenfamilie:
Rautengewächse/Rutaceae
Pflanzenteil zur Ölgewinnung: Fruchtschale
Benötigte Menge an Pflanzenmaterial: 70 kg pro 1 l ätherisches Öl
Gewinnungsart: Pressung
Haltbarkeit: max. 1 Jahr
Duftnote: zitronig, frisch
Harmoniert gut mit Lavendel, Neroli, Rose

Beschreibung
In Studien wurde belegt, dass Zitronenduft die Anzahl der Rechtschreibfehler auf die Hälfte reduzieren kann.

Wirkung
fördert die Konzentration, Kreativität und klares Denken, stimmungshebend, erfrischend, luftreinigend, insektenabweisend

Einsatzgebiete
Angst, Antriebslosigkeit, Sauberkeit, Frische

Bitte beachten: Zitronenöl kann die Lichtempfindlichkeit der Haut erhöhen, dies kann zu Rötungen und Juckreiz bis hin zu verbrennungsartigen Erscheinungen führen; deshalb die Haut nach Kontakt mit dem Öl bis zu acht Stunden keinem UV-Licht aussetzen.

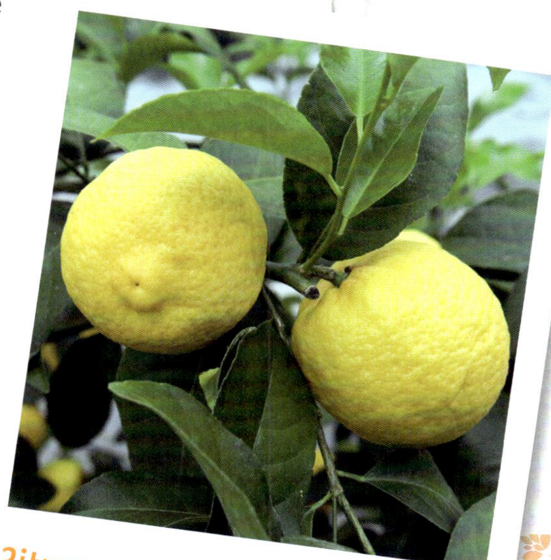
Zitrone

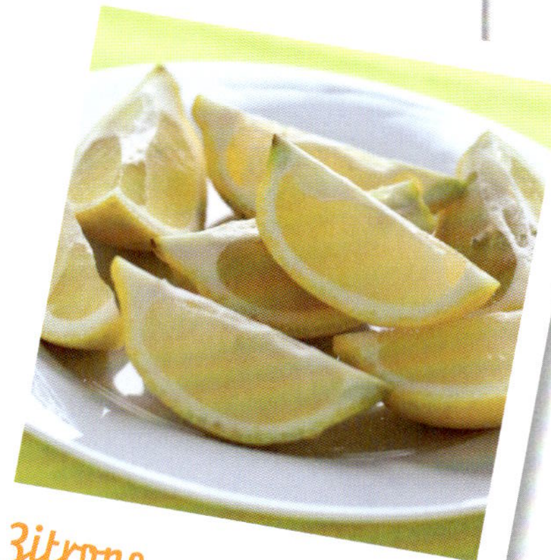
Zitrone

Literaturhinweise:

Zander – Handwörterbuch der Pflanzennamen, hrsg. v. Walter Erhardt, Erich Götz, Nils Bödeker und Siegmund Seybold, 18. Auflage, Ulmer Verlag 2008.

Aromatherapie für Pflege- und Heilberufe. Das Kursbuch zur Aromapraxis, Eliane Zimmermann, 3. aktualisierte Auflage, Sonntag Verlag 2005.

Aromatherapie, hrsg. v. Dietrich Wabner und Christiane Beier, Urban & Fischer 2008.

Praxis Aromatherapie. Grundlagen, Steckbriefe, Indikationen, Monika Werner und Ruth von Braunschweig, 2. aktualisierte Auflage, Verlag Karl F. Haug 2009.

Aromatherapie. Praxishandbuch für Pflege-, Kosmetik- und Gesundheitsberufe, Shirley und Len Price, 2. vollständig überarbeitete und erweiterte Auflage, Verlag Hans Huber 2009.

Vorlagen

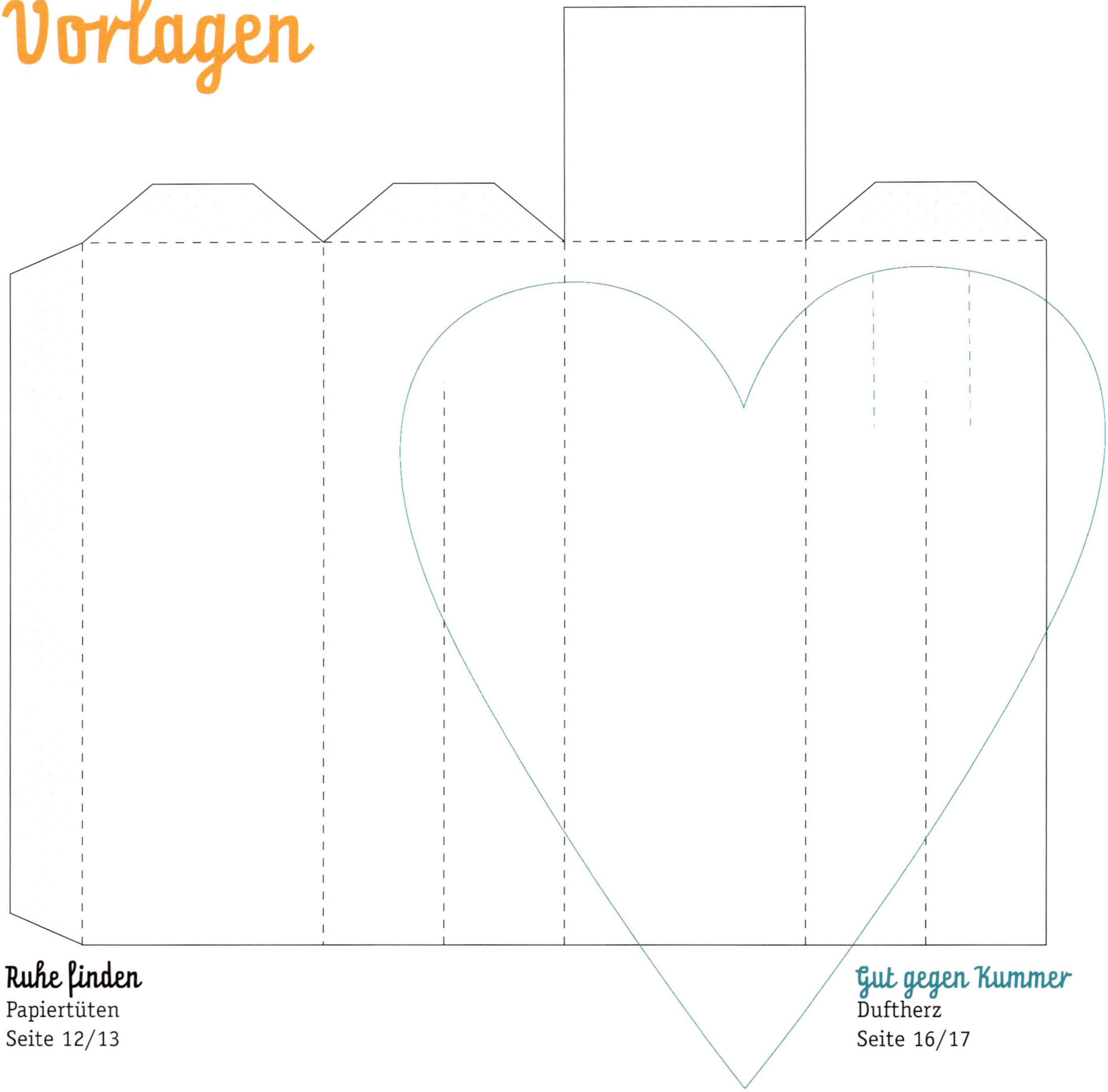

Ruhe finden
Papiertüten
Seite 12/13

Gut gegen Kummer
Duftherz
Seite 16/17

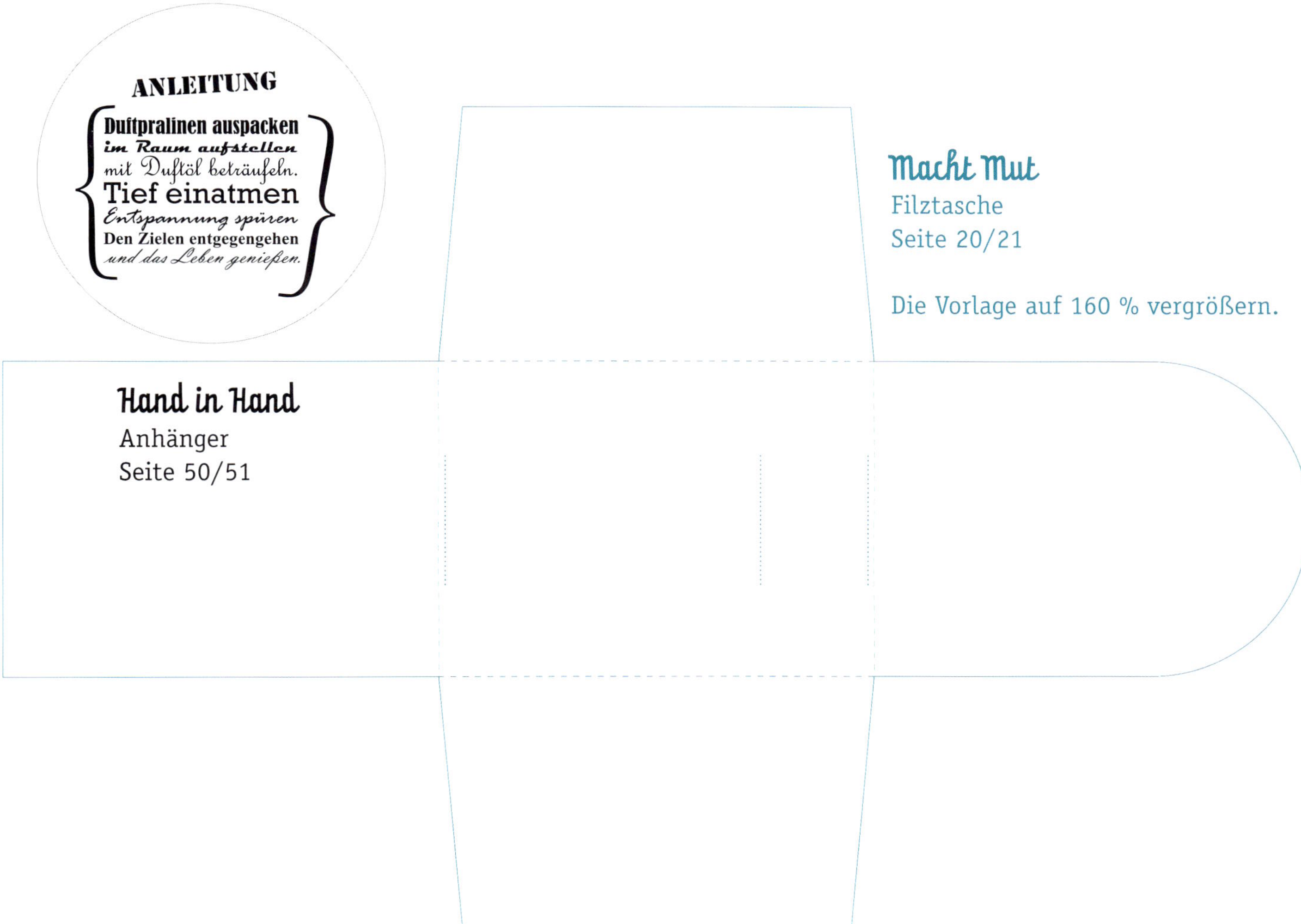

Hand in Hand
Anhänger
Seite 50/51

Macht Mut
Filztasche
Seite 20/21

Die Vorlage auf 160 % vergrößern.

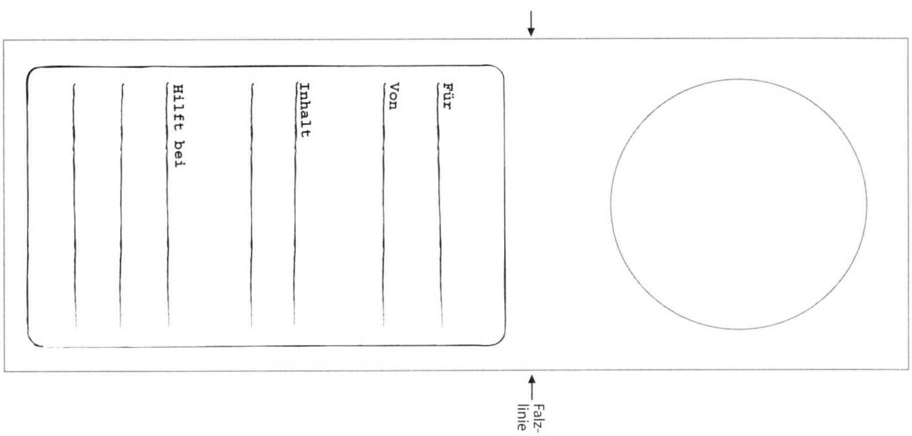

Kurz innehalten
Anhänger
Seite 22/23

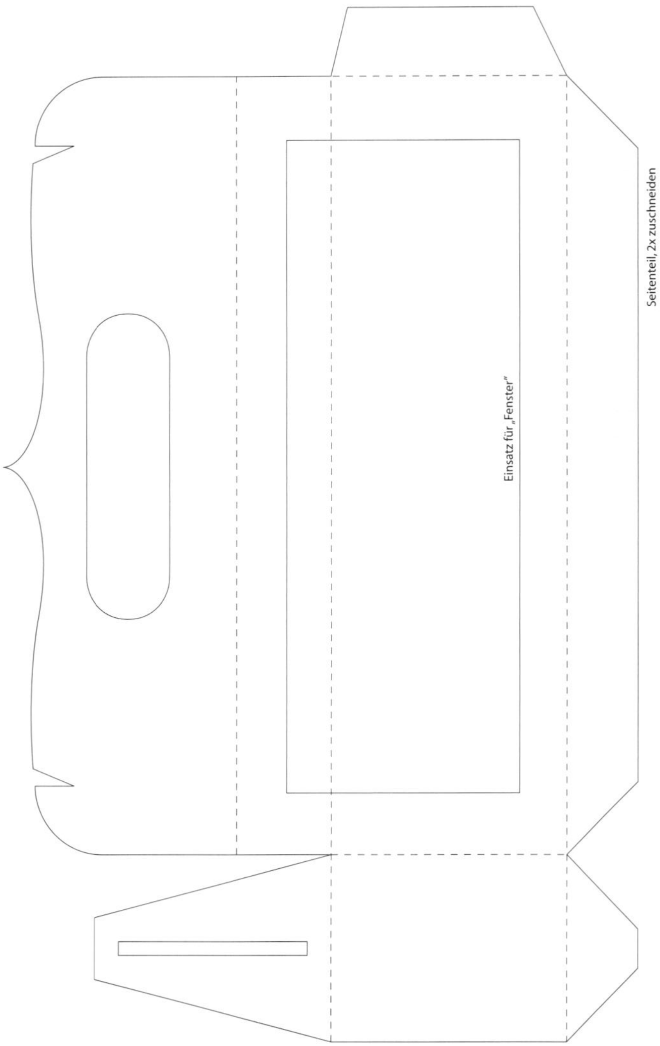

Hand in Hand
Pralinenschachtel
Seite 50/51

Die Vorlage auf 160 % vergrößern.

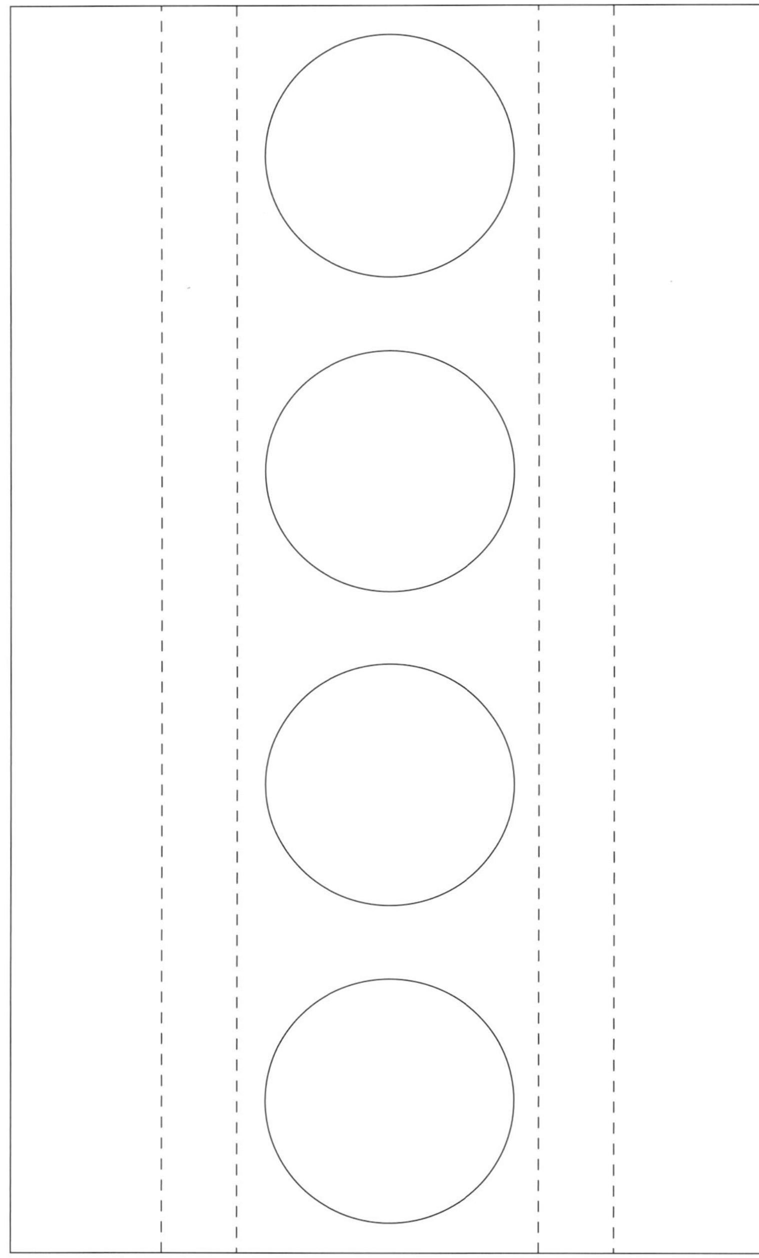

Hand in Hand
Pralinenschachtel Einlage
Seite 50/51

Vitalisierend
Header
Seite 32/33

Die Vorlage auf 125 % vergrößern.

Bezugsquellen

Farfalla Essentials AG
(Hauptsitz Schweiz, Niederlassungen in Deutschland und Österreich)
Florastrasse 18b, CH-8610 Uster
www.farfalla.ch

Neumond
Düfte der Natur GmbH
Gewerbegebiet 2, D-82399 Raisting
www.neumond.de
In Österreich unter:
www.bitto.at

Feeling – Zauber der Düfte
Walgaustraße 22, A-6824 Schlins
www.feeling.at
www.feeling-schweiz.ch

WADI – Etherische Öle für Aroma-Pflege, -Kosmetik und -Kultur
Bahnhofstr. 55 c
D-85375 Neufahrn bei Freising
www.etherischeoele.de

Bahnhof Apotheke
Apotheker Dietmar Wolz e. K.
Bahnhofstr. 12, D-87435 Kempten
www.bahnhof-apotheke.de

Primavera
Naturparadies 1
D-87466 Oy-Mittelberg
www.primaveralife.com

Primavera – Exklusivvertriebspartner für Österreich
Malzgasse 5 (Eingang Leopoldgasse)
A-1020 Wien
www.aromaquelle.at

Florame – Relais de Florame Z.A. de la Gare
8 allée de la Garance, BP 95
F-13533 St Rémy de Provence Cedex
www.florame.com
In Österreich unter: www.florame.at

Oshadhi – Grübls Naturgartl OG
Michaela Grübl
Hauptstraße 86
A-5522 St. Martin/Tgb.
www.naturgartl.com

Maienfelser Naturkosmetik Manufaktur
Hans-Peter Lindenmann
Brettacher Straße 5
D-71543 Maienfels
www.maienfelser-naturkosmetik.com

Reike Naturrohstoffe – Ronald Reike
Spezialversand
Kielort 21 a, D-22850 Norderstedt
www.naturrohstoffe.de

Rottaler Aromaöle
Georg Effner
Baron-Riederer-Straße 35
D-84337 Schönau
www.rottaler-aromaoele.de

Die Autorinnen

Miriam Dornemann

Miriam Dornemann kam über einen kurzen Umweg als Beamtin vor einigen Jahren bei ihrem Traumberuf als Grafikerin an. Nach einer Auszeit namens Johannes arbeitet sie wieder als Grafikerin und Illustratorin in der Kreativbranche. Mit einem kleinen Sohn bleibt aber nicht viel Zeit für Hobbys, die manchmal bis in die späten Abendstunden warten müssen. Dann aber gibt es kein Halten mehr und sie malt, näht, filzt oder arbeitet mit Papier ... oder schreibt Bücher. Einen Einblick in ihre Arbeiten gewährt sie auf www.mirid.de.

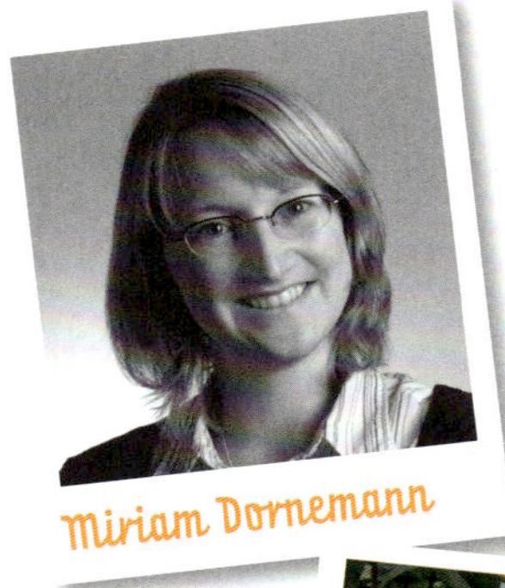

Miriam Dornemann

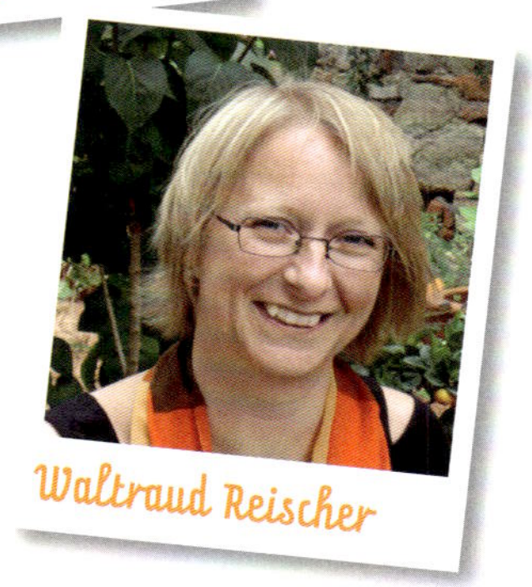

Waltraud Reischer

Waltraud Reischer

Waltraud Reischer, geboren 1967 in Wien, lebt heute im grünen Klosterneuburg: „Mich zog es immer schon aufs Land, wo Omas Aromagarten mich schon sehr früh inspiriert hat. Mein Aromagarten wurde neben herkömmlichen Küchen- und Gartenkräutern um einige Exoten erweitert wie z.B. Myrrhe, Eukalyptus, diverse Zitrusarten, Manuka usw. Der Umgang mit den ätherischen Ölen und natürlich den Pflanzen ist mir sehr wichtig, damit beschäftige ich mich seit 20 Jahren. Und ich bin sehr froh dass ich mein Hobby zum Beruf machen konnte."

Mehr zu natürlichen ätherischen Ölen und den Pflanzen, aus denen sie gewonnen werden, erfahren Sie im Blog der Autorin: http://pflanzenduft-und-duftpflanzen.blogspot.com/

Impressum

Verpackungsideen: Miriam Dornemann
Entwicklung der Duftmischungen: Waltraud Reischer

Fotos: frechverlag GmbH, 70499 Stuttgart; Fotolia: Barbara Dudzińska (S. 26, u.r.), bit.it (S. 27 u.l.), ChantalS (S. 59 o.r.), Christian Jung (S. 42, o.m.), Comugnero Silvana (S. 10, r.o.), emer (S. 57, u.m., S. 57, u.r., S.60, o., S.72, o.l.), Eva Gruendemann (S. 26, o.r.), Floydine (S. 27 o.r.), fotoember (S. 74, o.l.), fredredhat (S. 73, o.r.), gudrun (S. 10, o.m., S. 10, u.l., S. 42, u.l.), hazel proudlove (S. 61 o.r.), huiles et senteurs (S. 58, m.), Ifolie (S. 63, o.l.), IngridHS (S. 43, o.l.), Jiri Hera (S. 56, o.m.), JJAVA (S. 43, u.r.), lantapix (S. 56, u.l.), Lasse Kristensen (S. 26 o.l., S. 67, o.), MarinaParshina (S. 43, u.m.), Natalia Bratslavsky (S. 11, u.l., S. 67 u.), Perrush (S. 10, u.r.), petrabarz (S. 70 u.l.), racamani (S. 61 o.l.), Rainer Schmittchen (S. 57, o.l.), S.John (S. 73, u.), S.Kobold (S. 58, u.), Sebastian Duda (S. 11, u.r.), Stefan Thiermayer (S. 56, o.r.), Subbotina Anna (S. 43, o.r.), Unclesam (S. 61 u.l.), victoria p. (S. 27, u.r.), Gestaltungselement „Geschenkanhänger"; istock: hidesy (S. 58, o.r.), slallison (S. 65, u.); Waltraud Reischer (S. 66 [Jasmin, Kamille], S. 70 [Petit Grain Bigarade], S. 71 [Rose], S. 72 [Sandelholz]) ; lichtpunkt, Michael Ruder, Stuttgart (alle übrigen)

Reihenkonzept: Katrin Hartmann
Produktmanagement: Katrin Hartmann
Stimmungs- und Aufmachertexte: Simone Schwarzer
Lektorat: Simone Schwarzer, Berlin, und Dr. Ulrike Voigt, Stuttgart
Markendesign und Layout: N I T R I B I T T Kommunikation & Design, Thomas Detlaf, Kischa Scheibe, Marco Schenck, www.nitribitt.com
Satz: Christine Paxmann text • konzept • grafik, München
Druck und Bindung: Himmer AG, Augsburg

Wir danken den Firmen Buntpapierfabrik Ludwig Bähr, Kassel, und Rayher Hobby GmbH, Laupheim, für die freundliche Bereitstellung von Material.

Hilfestellung zu allen Fragen, die Materialien und Kreativbücher betreffen: Frau Erika Noll berät Sie. Rufen Sie an: 05052/911858 (normale Telefongebühren)

1. Auflage 2011

ISBN 978-3-7724-5902-3
Best.-Nr. 5902